外科多形式护理查房个案精编

WAIKE DUOXINGSHI
HULI CHAFANG
GEAN JINGBIAN

谢敏仪　练荣丽　罗晓琴 ◎ 主编

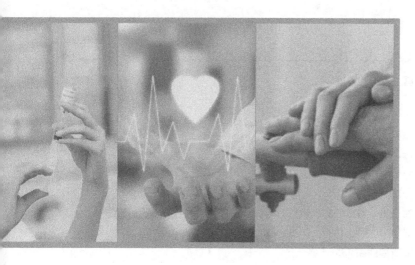

中山大学出版社
·广州·

版权所有　翻印必究

图书在版编目（CIP）数据

外科多形式护理查房个案精编/谢敏仪，练荣丽，罗晓琴主编. —广州：中山大学出版社，2021.12
ISBN 978-7-306-07207-8

Ⅰ. ①外…　Ⅱ. ①谢…②练…③罗…　Ⅲ. ①外科学—护理学　Ⅳ. ①R473.6

中国版本图书馆 CIP 数据核字（2021）第 270242 号

出 版 人：	王天琪
策划编辑：	嵇春霞　廖丽玲
责任编辑：	廖丽玲
封面设计：	林绵华
责任校对：	赵　婷
责任技编：	靳晓虹
出版发行：	中山大学出版社
电　　话：	编辑部 020-84110283，84113349，84111997，84110779，84110776
	发行部 020-84111998，84111981，84111160
地　　址：	广州市新港西路 135 号
邮　　编：	510275　　传　真：020-84036565
网　　址：	http://www.zsup.com.cn　　E-mail：zdcbs@mail.sysu.edu.cn
印 刷 者：	广东虎彩云印刷有限公司
规　　格：	787mm×1092mm　1/16　14 印张　268 千字
版次印次：	2021 年 12 月第 1 版　2023 年 12 月第 3 次印刷
定　　价：	52.00 元

如发现本书因印装质量影响阅读，请与出版社发行部联系调换

编委会

主　编： 谢敏仪　练荣丽　罗晓琴

副主编： 王建英　孙玉勤

编　委：（按姓氏笔画排序）

邓碧丽　刘　敏　刘玉霞　李　莉　李富兰

陈晓瑜　陈健敏　张艳艳　邹　琴　罗雯馨

郑燕珩　郭　远　唐　丹　梁朝欣　彭爱清

赖金满

序

护理查房是进行护理质量管理的有效手段。通过定期组织护理查房，护理管理者可以检查护士的工作质量，了解护士的业务水平，解决护理工作中存在的疑难问题，进而修订护理计划，巩固护士及护生的医学理论知识并提高其业务水平。

随着互联网技术的进步，信息网络在护理领域中的应用，不仅提高了临床护理工作效率和质量，同时也拓展了护理查房的内涵。护理查房作为提高临床护理质量和护理人员业务水平的一项重要措施，必须改变传统的凭临床经验和直觉习惯的行为，而应培养护理人员的循证思维能力。同时，随着循证医学的不断深入，外科护理学科也被不断细化，造口、伤口、静脉治疗等专科护理，进一步深化了护理人员的专科护理思维。在护理查房时，专科护士应用循证的思维从专科角度整体评估患者，再将通过循证得到的科学解释及行之有效的专科护理措施运用于患者身上，为患者实施专科护理服务，既提高了护理的科学性和有效性，也突出了护理的专业性。查房内容的宽度趋于联合化、多学科化，使相关科室经验丰富的护理人员、医疗人员、营养师、心理治疗师、康复师等有效组合，打破专科护理知识的局限性，针对护理难点，各个部门、不同学科的专业人员从自身角度出发提出整改措施，制订出优化的临床护理方案，不仅能实现资源共享、才尽其用，培养医护人员的团队合作意识，而且能有效解决跨学科的护理难题，提高危重患者的护理质量，保证医疗护理安全。

本书经十多位护理专家在繁忙的工作之余，总结自己多年的护理查房经验撰写而成，编者均为知名三甲医院外科临床科室的护士长或副高级以上职称的临床护理专家，具有丰富的临床护理经验。本书对外科护理查房模式进行了全面的整理，为外科临床护理查房和外科护理教学提供了很好的参考依据，值得借鉴！

中山大学附属第五医院

前　　言

　　护理查房是护理工作中最基本、最主要的活动之一，是通过查阅病历、护理查体、询问患者及家属来收集资料，然后提出护理诊断及措施，进行护理评价、归纳总结的活动。其目的在于了解患者的病情、思想、生活情况，制订合理的护理方案，是检查护理质量、落实规章制度、提高护理质量及护理人员业务水平的重要措施；还可以结合临床护理实践进行教学工作，是培养各级护理人员的重要手段。近年来，护理查房的形式越来越多，不同类型查房的概念也逐渐模糊。基于上述问题，本书将目前存在的护理查房分类汇总，并在每一类查房的章节中都列举较为典型的查房案例，易于读者理解。

　　本书是一本介绍外科多种形式护理查房流程、重点及疑难病例讨论的专业图书。编写本书的目的是规范外科护理查房，总结各类查房的概念和流程，并列举不同外科疾病中典型的查房案例。这不仅让护士可以更好地学习各类护理查房，也有助于其更深入地学习各种外科疾病的护理重点。本书共分为7章，第一章主要阐述了护理查房的目的、意义，护理查房的分类及护理查房过程中存在的问题及对策，第二章至第七章分别阐述了三级护理查房、教学查房、多学科协作护理查房及疑难病例讨论式查房的概念、查房流程与典型案例的实际查房模式。

　　本书的特色：①生动形象。本书以"案例导入+问题解析+讨论解答"三种形式介绍专业内容，配以图片、表格，更有助于读者理解。②内容全面新颖，融科研教学于一体。本书不仅列举了外科系统常见疾病的三级查房案例及教学查房案例，还增加了疑难病例讨论及多学科合作护理查房，护士在查房的全过程中查阅大量文献资料，与学科护理前沿信息紧密衔接，为护理查房发展的新方向提供参考价值。③可操作性、实用性强。以往的护理查房书籍多为理论知识的罗列，本书不仅有理论知识，而且有将理论知识应用到临床的真实案例，便于临床护士理解及实践操作。

本书不仅适用于外科护士及其他专科护士，也适用于护理专业的老师及学生。本书的编者均为临床护理工作者及管理者，其中有7名护理硕士研究生，他们具有丰富的实践和教学经验，在本书编写过程中参考了大量的专业书籍及最前沿的国内外文献资料。正是因为他们把对护理事业的无比热爱倾注到本书的编写工作之中，才使得本书能够顺利定稿，得以出版，在此对全体编者的辛勤付出表示诚挚的感谢！

由于外科疾病的治疗和护理涉及内容广泛，加之编者兼顾日常工作，编写时间有限且缺少编写经验，书中疏漏之处在所难免。希望读者在阅读本书时能结合实际工作，帮助我们修正完善，不当之处敬请专家和护理同道批评指正。

编　者

2021年7月

目 录

第一章 绪论 …………………………………………………… 1
　第一节 概述 ………………………………………………… 1
　　一、护理查房的指导思想 ………………………………… 1
　　二、护理查房的目的和意义 ……………………………… 2
　　三、护理查房的应用价值 ………………………………… 2
　第二节 护理查房的分类 …………………………………… 3
　　一、按护理查房的性质和作用分类 ……………………… 3
　　二、按护理查房的内容分类 ……………………………… 8
　　三、按组织者角色分类 …………………………………… 11
　　四、按护理查房的形式分类 ……………………………… 14
　　五、护理业务查房与护理教学查房的区别 ……………… 15
　第三节 护理查房中存在的问题及对策 …………………… 16
　　一、护理查房中存在的问题 ……………………………… 16
　　二、提高护理查房质量的对策 …………………………… 17

第二章 一级护理查房 ………………………………………… 20
　第一节 一级护理查房的基本概念 ………………………… 20
　第二节 一级护理查房的流程 ……………………………… 20
　第三节 一级护理查房个案模式 …………………………… 22
　　案例一 一例反式肩关节置换术患者术后患肢水肿的
　　　　　 护理查房 ………………………………………… 22
　　案例二 一例全胃切除术后血栓风险高危患者的
　　　　　 一级查房 ………………………………………… 29

1

案例三　一例 TIPS 患者术后肝性脑病预防的护理查房……… 37

第三章　二级护理查房 ………………………………………… 46
第一节　二级护理查房的基本概念 ……………………………… 46
第二节　二级护理查房的流程 …………………………………… 46
第三节　二级级护理查房个案模式 ……………………………… 48
案例一　一例老年性白内障患者术前心理评估的
　　　　护理查房 …………………………………………… 48
案例二　一例椎管内肿瘤患者术后脑脊液漏的
　　　　护理查房 …………………………………………… 56
案例三　一例预防出血性脑卒中患者早期静脉血栓栓塞征的
　　　　护理查房 …………………………………………… 63

第四章　三级护理查房 ………………………………………… 71
第一节　三级护理查房的基本概念 ……………………………… 71
第二节　三级护理查房的流程 …………………………………… 71
第三节　三级护理查房个案模式 ………………………………… 73
案例一　一例乳腺癌患者术后淋巴水肿的三级查房 ………… 73
案例二　一例喉癌患者术后吞咽困难的三级查房 …………… 80
案例三　一例 ICU 肺部感染患者的三级护理查房 …………… 90

第五章　护理教学查房 ………………………………………… 99
第一节　护理教学查房的基本概念 ……………………………… 99
第二节　护理教学查房的流程 …………………………………… 99
第三节　护理教学查房个案模式 ……………………………… 101
案例一　一例肺部结节术前呼吸功能锻炼的教学查房……… 101
案例二　一例术中低体温预防的护理教学查房 …………… 109
案例三　一例粘连性肠梗阻患者合并器械相关压力性损伤的
　　　　评估与护理的教学查房 ………………………… 118
案例四　一例直肠癌患者术后早期造口评估与护理的
　　　　教学查房 ………………………………………… 128

案例五　一例胃大部分切除术后出血观察的医护一体化护理
教学查房 ··· 139

第六章　多学科协作护理查房 ································· 148
第一节　多学科协作护理查房的基本概念 ················ 148
一、概念 ··· 148
二、核心理念与目标 ··· 148
第二节　多学科协作护理查房的基本流程 ················ 149
第三节　多学科协作护理查房的个案模式 ················ 151
案例一　一例特重度烧伤患者的护理 MDT 讨论 ········· 151
案例二　一例肝移植患者术后早期腹胀的护理 MDT
病例讨论 ··· 158
案例三　一例间质性肺病待肺移植患者术前护理 MDT 讨论
 ··· 168

第七章　疑难护理病例讨论 ··· 175
第一节　疑难护理病例讨论的基本概念 ···················· 175
一、概念 ··· 175
二、目的 ··· 175
三、分类 ··· 175
四、病例的选择 ··· 176
五、护理疑难病例讨论的主要内容 ······················ 176
六、护理疑难病例讨论的注意事项 ······················ 176
第二节　疑难护理病例讨论的基本流程 ···················· 177
第三节　疑难护理病例讨论的个案模式 ···················· 178
案例一　一例孕产妇主动脉夹层术后护理疑难病例讨论 ······ 178
案例二　一例重症肺炎行气管切开患者实施俯卧位通气的
护理疑难病例讨论 ··· 189
案例三　一例前列腺癌根治术患者术后失禁性皮炎的
护理疑难病例讨论 ··· 200

第一章 绪 论

第一节 概 述

查房是病房医疗、护理活动中不可缺少的医疗活动之一，也是医疗、护理工作中最主要和最常用的方法之一，是保证医疗护理质量和培养医护人员的重要环节。《我国护理管理标准及评审办法（试行）》对二级、三级医院的护理管理标准明确规定"要定期组织护理业务学习、开展护理查房，组织护士长夜查房"。[1]随着医学科学的发展，护理学的研究范围越来越大，临床护理所面临的难题也越来越多，因此，开展临床护理业务查房有其必要性。此外，护理查房（nursing checking wards）制度是护理的核心制度之一，要提高医院的护理业务水平，规范护理核心制度，就必须组织各种形式的护理查房。

一、护理查房的指导思想

自整体护理开展以来，护理查房的指导思想主要有两种：①"以患者为中心，以护理程序为框架"的护理查房。从对患者健康资料的收集整理、确定护理诊断、制订计划、实施、评价等五个环节进行全面、动态的评估，发现问题，讨论并解决问题，适用于各种类型的护理查房，目前已在全国护理界逐渐被接受和推广。②"以问题为中心"的护理查房。以理论联系实际为出发点，以护理服务中遇到的具体问题为基础，发挥护士的主观能动性，锻炼和培养护理人员的创新思维及独立分析问题、解决问题的实践能力，达到学习和运用多学科知识去发现问题、分析问题和解决问题的目的。

二、护理查房的目的和意义

护理查房的目的在于了解患者的病情及心理状态、生活情况，制订合理的护理方案，观察护理效果，检查护理工作完成情况和质量，发现问题并及时调整，是提高护理质量的重要环节；还可以结合临床护理实践进行教学工作，是培养各级护理人员的重要手段。因此，它在护理工作中是一项既有实践指导意义又有临床教学意义的护理活动。

（1）护理查房能让患者得到更为全面优质的服务。通过护理查房，可以使护患关系更为融洽，并使患者掌握相关的卫生知识，解除思想顾虑，主动配合治疗和护理，从而提高护理质量。对危重患者的护理查房，能够帮助解决重症疑难问题，提高危重患者的护理质量。

（2）护理查房能激发护士学习多学科知识的兴趣，提高其运用多学科知识分析问题、解决问题的能力及临床护理质量，使护理人员的知识、技能以及观察、思考、收集资料、综合分析问题和解决问题的能力都得到不同程度的提高。同时，采取多种护理查房形式，能促进护理科研的开展。

（3）护理查房能让护理管理者及时发现危重患者的护理情况和了解护士解决问题的能力。通过查房发现问题、解决问题，既能对责任护士的工作起到指导和监督作用，同时也能让护理管理者及时了解危重患者的护理质量，帮助解决疑难问题。而且，护理查房能规范科室护理人员对护理文件的书写。此外，实施护理查房对护士长自身也是一个很好的学习、提高过程，有助于促进新技术、新方法的临床应用。

三、护理查房的应用价值

（1）护理查房有利于保障和促进整体护理实施，丰富整体护理内涵，提高护理质量。

（2）护理查房有利于促进护理人员思维的主动性和学习的积极性，促进相互学习与交流，引导临床护理工作的研究风气和学术空气。

（3）护理查房有利于增强护士的责任感，改变患者对护理工作认识上的偏见，增加对护理人员的信任和尊重，改善护患关系。

（4）实行按岗位、按职能进行的分级护理查房，使护理工作更加严谨，体现了护理知识和经验的价值，有利于激发各级护理人员的积极性。

第二节 护理查房的分类

一、按护理查房的性质和作用分类

（一）护理行政查房

护理行政查房是指主要针对病区护理质量监督监控中发现的不足，由护理部主任、科护士长组成核心小组，相关科室的护士长、护理专家等共同参加的护理查房。其目的在于从实践中培养护士长的科学思维和管理能力，切实巩固和提高护理工作质量。通过参与人员的共同分析、归纳和总结，发现问题，确认问题，提出解决问题的对策，提高护理质量和管理水平。护理行政查房可按以下程序进行。

1. 准备阶段

针对病区护理质量监督中发现的不足，由护理部主任、科护士长组成核心小组选定科室，也可由护士长主动提出申请，并准备书面汇报材料。汇报内容包括病区管理中人财物的基本情况、护理质量（尤其是危重患者的护理质量）、服务态度、规章制度的执行情况、岗位职责落实情况、护理记录、护理操作、病房管理、护理安全隐患、创新技术及在业务管理中遇到的问题、已采取或准备采取的管理措施和效果评价等。

2. 进行查房

在充分准备的情况下，由护理部择期安排到具体科室进行护理行政查房。首先由病区护士长汇报准备的书面材料；然后由查房核心小组成员发表意见，被邀请的相关科室人员也可各抒己见参与讨论；最后由护理部主任进行综合分析和归纳总结，提出相应的意见和建议。讨论中，若涉及病区布局或操作流程等具体问题，还可以进行实地考察，经交流沟通、集思广益后达成共识，共同制订出相应的措施并予以实施。

3. 监控评价

查房后，核心小组成员应在1个月内及时了解反馈信息，检查改进措施落实的情况。若措施有效则及时予以肯定，若效果不佳或又发现新的问题则重新予以指导。对于行政查房的结果则利用每月的护理简讯进行通报，使全体护士长得以借鉴，利于启发及相互取长补短。

（二）护理业务查房

护理业务查房是指在主查人的引导下，以患者为中心，以护理程序为框架，以解决问题为目的，突出对重点内容的深入讨论，并制订解决方案的护理查房。具体内容包括分析讨论危重患者和典型、疑难、死亡病例的护理，检查基础护理、专科护理的落实情况，结合病例学习国外护理新动态、新业务、新技术等。查房前可预先告知有关人员查房的内容、目的、查房过程，做好记录，保存资料。通过业务查房，可以提高护理人员的专业水平，了解国内外专科护理发展新动态。业务查房的次数及频率可根据各医院的具体情况而定。例如，护理部组织每季度全院业务查房1次，病区护士长组织科室业务查房每月1次；科、病区护士长参加医生查房每月4次。护理业务查房可以按照以下步骤进行。

1. 做好查房前资料的收集

（1）病种资料的收集：查房前1周，护士长与责任护士共同商讨，确定查房病种。一般选择病情相对复杂、临床比较常见的疑难、大手术病种，需要较多护理干预的病种，并发症较多的病种等。例如，全身大面积烧伤的患者，并发症较多，行气管插管或气管切开时，相关的护理干预也较多，是常见选择的病种。

（2）查房要点的确定与收集：确定查房病种后，护士长对所查患者涉及的护理内容进行整理，根据临床工作中的薄弱环节，确定某个方面的讨论议题。例如，骨科行全髋关节置换的患者，其全程护理包括术前准备、术后护理、并发症的护理干预、术后康复训练等许多方面的护理内容，应根据工作中康复训练缺乏系统性、分期性的薄弱点，选择术后的康复训练作为查房的要点，让护士充分明确此次查房的目的与方向。

2. 制订查房计划

查房前1周，根据确定的查房要点，护士长选出几个方面的讨论议题，分配给科室护士，每人1题，大家分别查阅资料，收集信息。这样收集起来的信息比较系统、全面。例如，关于全髋关节置换的患者术后康复训练，需要讨论的议题有髋关节的解剖结构、术前训练要领、术后康复训练的分期、出院后的康复指导等。护士长还需要与主查护士共同商讨查房步骤，如查房时间、地点、流程，共同制订出详细的查房计划。

3. 采用灵活方式，实行互动查房

（1）查房步骤：首先由主查护士介绍患者病情，到病房对患者进行全面查体，了解患者对健康宣教知识的掌握情况；然后由护士长提出拟定好的讨论议题，大家依据查阅资料分别发表意见，其他人可以补充或发表不同的看法；最后由护士长对讨论结果进行归纳总结。

（2）查房形式：要多样化，有提问、回答、补充，还要有护理实习生（以下简称护生）的共同参与。对护生可采取互动的形式，护士长提问一些相对简单的理论知识和观察要点让护生回答，护生也可向老师请教查房中存在的问题、疑点；鼓励护生积极发言，形成一个全员互动的查房氛围。

4. 查房效果的总结与评价

查房完毕，主查护士结合本次查房讨论的结果，评价临床护理效果，明确哪些问题已解决、哪些问题有待解决及该如何解决。最后，护士长对整个查房过程、知识水平的提高、临床工作的指导意义、存在的问题与不足进行总结和评价。

（三）护理教学查房

护理教学查房是以临床护理教学为目的、以病例为引导、以问题为基础、以护理程序为框架、以问题为导向的教学方法（problem basic learning，PBL）与病程相结合的护理查房，旨在培养护生理论与实践结合的能力，并提高其综合能力。内容包括：分析典型病例，指导护生正确运用护理程序；检查教学计划、教学目标落实情况；教导或示范护理技术操作。通过教学查房，可以提高教学管理水平，提高学生的综合实践能力。

PBL是一种以小组形式使学生获得知识和解决问题技能的教学方法，鼓励学生发展自主学习和评判性思维能力。案例导入式的教学方法（case based study，CBS）结合PBL模式是在老师的指导下，以病例为引导，以学生为中心，以自我指导学习和小组讨论为主要形式，针对患者的健康状态设置相应的问题进行查房的一种形式。[2]赵欣等经过研究认为，通过CBS+PBL模式查房可以启发护生思考，促进护生看书、查阅资料、与患者交流，让护生在发现及解决问题的过程中学习必要的知识，并学会正确的思维和推理方法，从而较为准确地提出护理诊断、护理措施，提高自身的综合能力，加深对理论知识的理解与记忆，促进学习；此外，还可以提高护生人际交往能力，增强护生间的协作意识。[3]其具体步骤如下：

1. 带教老师准备

查房前1周，带教老师确定查房患者，应选择能覆盖病区教学内容的典型病例，通过查阅病历、问诊、查体、与患者有效沟通等方式，全面掌握患者病情。

2. 护生准备

查房前1周，带教老师将确定病例告知护生，护生从整体护理的角度出发，熟悉病例，复习相关的基础理论和专业知识，并与患者有效沟通，询问病情，通过给患者查体来收集患者资料，并以此发现问题，结合所学有关解剖、生理、心理等方面的知识，初步确定护理诊断/问题。通过思考、集体讨论及查阅相关资料，提出护理问题及制订相应的护理计划和护理措施等。

3. 查房

查房由1名护生主持，责任护生汇报患者相关资料（一般资料、主要诊断、主要病情、主要的辅助检查及阳性结果、用药情况、主要护理问题、护理措施、管床医生、管床护士、经济情况及心理状态），护生间可相互补充。汇报完毕，由带教老师提出问题，包括疾病基础理论和尚未提出的诊断和问题、错误的护理诊断与问题、不恰当的护理措施等，护生再进行讨论，最后由带教老师、护士长点评。

4. 评价方法

可通过护理诊断、护理措施、健康教育的正确率及CBS+PBL查房模式效果自评问卷（包括提高综合能力、与患者有效沟通、加深理解和记忆、加强同学间协作、能促进学习几个方面）对CBS+PBL查房模式进行具体评价。

谭洁等通过实践，在临床科室应用规范流程式英语教学查房模式开展本科护生流程式英语教学查房，提高了临床教学质量，提升了本科护生实际应用专业英语的能力，达到了教学相长和分类教学的目的，为进一步规范化、标准化、制度化开展英语临床教学活动开辟了良好的途径，促进了医院护理队伍建设。[4]其具体步骤如下：

1. 查房前准备

（1）组织者准备：组织者选定具有代表性的病例，构建以整体护理程序为框架的英语教学查房思路，确定查房程序；编写英语查房教案；分配角色，组织本科护生模拟训练；带领备查人员做好与患者的沟通，以取得患者配合。

（2）备查人员准备：护生在组织者的指导下查阅病历，收集患者一般资料、治疗处理情况，并译成英文，再由组织者反复斟酌、认真修改；查体护生在临床带教老师的指导下，到病房预演查体；理解、诵读查房教案；按照不同角色多次进行模拟训练，同时由组织者释放教案，指导并纠正备查人员单词发音和句子连读。

（3）教案准备：确立以整体护理程序为框架的教学查房流程；提出护理问题，确定护理诊断，制订护理计划，明确健康宣教重点，确立备查本科护生必须了解和掌握的相关知识点；编写中英文双语对照查房教案以及教学查房流程；教案和流程由护理部统一下发至观摩、指导教学查房的译文指导老师、本科护生导师、护理本科生、在医院实习的本科护生。查房教案内容包括患者一般资料、治疗情况、护理诊断、护理措施、护理查体项目和程序、健康宣教内容、相关知识点问答。

（4）患者准备：选择质素较高、头脑反应敏捷、思维清晰、性格开朗、口头表达能力较强、听力及视力在正常范围、并发症典型、护理问题较多的全面性和系统性疾病患者作为查房病例。在确定具体病例后，预先向患者解释此次查房的目的、意义、查房项目，取得患者的理解和积极配合。查房前再次观察患者病情并询问其感觉和舒适度，判断患者当时的病情是否适合查体，确保查房对象的医疗安全。

（5）环境准备：选择空间宽敞、人员流动较少、座椅可以容纳到现场观摩指导的各类人员的房间作为查房场所。查房当天晨交班时对科室人员提出必须遵守的要求，如保持病区环境安静、控制不必要的人员流动，确保查房效果。待查患者住在空间大、物品少的单人病室，查房时保留1名家属陪护，以协助查房。

2. 实施教学查房

依照教案实施英文查房。首先，组织者介绍查房主题和目的，再由备查护生介绍患者一般资料、治疗情况、护理诊断、护理措施，并进行护理查体、健康宣教，导师就疾病相关知识进行提问，老师对使用英语情况进行点评，护理部主任进行总结、讲评，提出改进意见和建议，最后进行教学效果现场测评。

二、按护理查房的内容分类

（一）个案查房

个案查房是一种常用的查房形式，有实习生的科室更适合使用。病例选择上注意普遍性及尖端性。选择普遍性的病例进行个案查房能对专科护理起普遍的指导作用；选择尖端性的病例进行个案查房能使护生对新业务的开展有所了解，拓宽知识面，增强进取心。

（二）典型病例查房

典型病例查房一般选择危重、疑难、少见的病例，由护士长主持，全科护士参加。具体方法：责任护士简要报告患者的基本情况，并进行必要的护理查体，提出需要讨论及解决的主要问题；护士长对患者进行补充询问和护理查体，评价责任护士对患者阳性体征的判断是否正确、护理问题是否确切、护理措施是否有效、健康教育是否到位、护理记录是否完整，了解患者对护理工作是否满意，等等，并对重要的护理方法进行示范和讲解，提出相关问题让大家展开讨论；最后，护士长总结讲评，在肯定护理效果的同时，提出需要注意和纠正的问题，并预见性地提出护理意见，同时讲解该疾病研究的新进展及围绕疾病治疗所开展的新技术、新方法等，遇到重大疑难问题，报护理部组织全院护理会诊。

（三）危重急救查房

危重急救查房一般在抢救频次高的科室进行，如急诊科、心内科、脑外科以及ICU病房。目的是规范急诊抢救程序，提高抢救成功率。查房内容包括求救程序、护士的岗位与任务、各类抢救仪器的使用及病情观察、床边监护仪的使用及监护结果分析等。

（四）整体护理查房

整体护理查房适合开展整体护理但总体水平不均衡的医院或护理组，以达到以点带面、局部带动整体的护理目的。具体方法：责任护士介绍对患者按护理程序实施整体护理的全过程；护理组长进行质量评估，并模拟演示健康教育的全过程；护士长讲解有关整体护理的知识。在整体护理查房中，有人尝试以危重患者护理诊断为专题的查房，大大提高了护理诊断的准确率。

（五）护理管理查房

在管理较好的科室组织管理查房，可以扬长避短、相互促进，起到提高护士长管理水平的作用。护理管理查房由护理部安排，全院护士长参加，一般每季度组织1次。其主要目的是研究解决近期护理管理中的问题。具体方法：选择护士长总体能力强、组织管理好的科室，让全院护士长现场观摩。首先由被观摩科室的护士长重点介绍管理经验，包括人员管理、护理质量控制措施、业务培训方法及成效、护理团队建设经验、难点问题的处理对策等，也可由被观摩科室护士谈护士长管理下的工作体会，再由护理部解析该科室管理的特点，对其他护士长起到启发作用，最后组织大家现场参观。

另外，护士长晨间查房及夜间查房也是护理质量控制的重要手段，直接影响着护理管理目标的实现。

1. 晨间查房

具体方法：每天早会后，由护士长带领夜班护士、主班护士、责任组长等全面巡视患者。首先，夜班护士介绍患者病情及夜间睡眠、治疗等情况，交代下班的特殊治疗和注意事项，主班护士认真记录。其次，护士长逐一了解每一位患者的病情、心理变化、需求，及时发现存在的隐患，随时为他们解决实际问题，并将有关情况反映给主管医师或科主任。同时，检查全病区工作（包括治疗室、值班室等各工作间的秩序），检查督促护士各项工作的落实，对典型、疑难的病例进行护理指导。在查房过程中，护士长扮演着病房管理者、信息传递者和护理学科带头人等多重角色。

2. 夜间查房

由各病区护士长共同参与，每2人为一个小组，基本上为新老搭配，由护理部统一安排分组并制订夜间查房轮转表,规定所查病区,按查房时间安排检查,每周每组护士长完成2次夜间巡查,2次检查完成全院各护理单元。完成2次夜间查房后,于次日晨9:00前将夜间查房本交护理部。要求检查记录真实、客观、翔实,时间记录准确到分钟,责任人明确。由护理部根据全院护理工作情况,整理出夜间查房重点,具体内容包括当班护士着装、礼貌礼仪、劳动纪律、病区环境、消毒隔离、危重患者管理、护理表格书写、留陪人管理等,将各病区夜间查房情况量化管理,当场打出分数,并在情况反映栏内写明扣分原因,并如实向护理部汇报,护理部根据情况的严重性及时与各病区护士长沟通、反馈,加以改进。通过护士长晨间查房及夜间查房,可以督促各项规章制度的落实,加强病房管理,及时为患者排忧解难,提高患者的满意度和护理质量,同时,也有助于提高护士工作的主动性、自律性和自身素质,增强科室的凝聚力,有利于病房各项工作的开展和管理。

(六) 护理科研查房

护理科研查房由课题负责人主持,课题组人员介绍课题的立项依据、经费预算、实施方法及进展情况,提出需解决的或有疑问的关键问题,最后由课题组成员及所在科室护士介绍他们开展护理科研的体会。通过这种形式的查房,可以提高其他护士的科研意识,起到启发和激励的作用。

(七) 健康教育查房

健康教育是整体护理的一个重要内容,健康教育查房是为了抓好健康教育的落实而采取的查房形式,可应用健康教育路径表,开辟宣教导栏,开具健康教育处方,发放宣传册等,全面提升宣传教育效果。健康教育查房的时间一般安排在下午治疗结束后下班前1 h内进行,总时间控制在30~40 min。查房前先确定专题,挑选2~3名经验丰富、交流技巧好、讲解示范能力强的护士,按照某类疾病的健康教育计划分阶段准备。具体做法:由责任组长主持,责任护士按事先确定的范围,从疾病的病因、病例、生理、治疗、护理、预后及卫生保健等各方面,向患有同类疾病的患者及家属进行全面讲解,并进行护士、患者和家属的互动。随后由责任组长讲评,以加深印象。健康教育查房的主要目的是增进患者对疾病治疗和护理常识的了解,并锻炼护士的施教能力。

（八）护理技术查房

护理技术查房分常用技术查房和新技术查房两种。

1. 常用技术查房

常用技术查房由指导老师采用理论联系实际的方法，按操作程序，边讲边做，反复操作，使低年资护士、护生熟练掌握。操作中要体现整体护理模式，有针对性地进行讲解，以提高查房效果。

2. 新技术查房

新技术查房由护理部组织护士长或派选护理骨干参加观摩。查房前，观摩人员要围绕查房内容进行学习，了解该项新技术的原理、方法和步骤等。查房科室在示范时，边操作边讲解，详细介绍使用方法、适用范围、优缺点及意义等，这是推广新业务、新技术的一条很好的途径。

三、按组织者角色分类

（一）科内查房

科内查房的参加对象多为科内全体护士，兄弟科室相关人员也可参加，由护士长主持，若为科研查房，则由课题负责人主持。根据查房需要，科内查房既可在患者床边进行，也可在办公室进行。目前科内查房已形成了完整的三级护理查房制度。

1. 一级护理查房

一级护理查房指管床护士查房。管床护士（管床护士不在则由专业组长代查）对所负责患者按护理程序每日进行1次或2次查房，评估患者的主要护理问题，随时修正护理诊断和措施，有计划地实施患者不同时期、不同健康问题、不同心理状态下的健康教育，并评估实施效果。

2. 二级护理查房

二级护理查房指专业组长查房。专业组长每周带领管床护士对本组患者查房1次，对新入院的患者当日或次日查房1次。组长听取病情汇报并亲自查体后进行评价并提出指导意见，对护理程序实施的薄弱环节进行督促指导并协助解决护理问题。

3. 三级护理查房

三级护理查房指护士长查房，每周进行 1~3 次，危重特殊病例随时查，主要查一级护理、特级护理、病危及疑难病例等。[5]程序和方法基本同二级查房。查房内容包括患者身心评估符合率、护理诊断/问题及护理目标的确切率、护理措施到位率及合格率、健康教育覆盖率及合格率、患者对护理工作的满意度、病历书写合格率等。对查房中发现的问题进行评讲，指导专业组长、管床护士正确制订和修改护理计划。

（二）全院查房

全院查房由护理部组织全院护士长参加，每月1次或每季度1次或数次。病例由护理部选定或病室护士长提供。全院查房的病例一般选择急危重症患者、因病情复杂而护理难度大的患者、大手术前后的患者、少见病种的患者。组织全院护士长查房能较好地解决跨科的护理难题，提高对危重患者的护理质量，提高护士长对危急患者的管理能力，有利于推动整体护理在全院的开展，并规范各科的护理查房，有利于年轻护士长的培训。

（三）全市查房

全市查房由全市各医院护士代表参加，程序基本同全院查房，一般在科研课题结束后进行。全市查房的目的是针对科研课题的设计、实施、结果等征求更广泛的意见，对以后的科研起指导作用，同时，让参加查房的护士对护理科研程序有一定的了解，使他们敢于参与到护理科研中来。

（四）医护联合查房

除以上几种组织形式外，李亚芹等报道运用医护联合查房的形式，可以提高护理质量，提高护士专业知识水平和临床护理技能，提升护士的语言表达能力，增强护士长的管理能力，使医护患关系更为融洽。[6]

1. 医护联合查房的目的

结合医师查房，更详细、完整地掌握患者病情及掌握疾病的相关理论知识，并协助责任护士解决临床护理问题，提高护理质量；与查房医师进行现场沟通，提出预防性护理措施，防止有危险的护理问题和并发症的发生；结合查房主题讲解相关新知识、新理论，推广新技术，提高护士的理论水平；满足临床教学需要。

2. 医护联合查房的方法

（1）查房前的准备：①物品准备。如查房车、病历、跟医查房本、血压计、听诊器、手电筒、压舌板、洗手液、血氧饱和度仪、专科检查物品等，根据具体情况增减。②患者准备。查房前责任护士提前通过病区呼叫器告知本病区所有患者准备开始查房，请患者配合回到自己的房间，平躺在床上，并将 X 射线数字成像报告放在床尾。③主班护士的准备。主班护士和夜班护士床边交接班，并熟悉本病区患者总数，病危及病重患者的检查及治疗情况，掌握夜间患者疾病发展情况，对患者病情或治疗方案有疑问可在医护联合查房时向主管医生请教，对查房内容和可能遇到的问题要做好全面充分的准备。

（2）查房时的要求：①查房站位，根据患者卧位，责任护士与查房医师位于病床右侧，便于体检，其余查房人员位于病床左侧，在责任护士与查房医师对患者查体时予以床边配合，查房车放置于床尾。②查房人员包括查房医师、护士长、主班护士、责任护士。

（3）查房的程序：①责任护士根据天气变化调节室温，协助患者摆好体位，并拉上床帘，注意保护患者隐私。②主班护士汇报病情，包括简要夜间病情变化、24 h 出入量和近 3 h 胸腔引流量及现存的护理难点问题，如对病情或治疗方案有疑问可向主管医生请教。对患者进行问诊及护理体查，体查完毕，将检查结果告知主管医师及患者。③聆听医师查房。④主班护士协助医生对手进行消毒，责任护士还原床帘位置。⑤讨论。整个病区查房完毕后，主班护士和护士长对临床治疗及护理问题进行讨论，医护互动交流，同时对不正确的护理问题重新评估，及时发现实际存在的疑难护理问题，并根据护理诊断修订护理计划，使临床告知目标更明确，解决护理诊断难、准确性差的问题和知其然而不知其所以然的问题。⑥查房总结。查房医师讲解疾病的临床、理论知识，帮助护理人员深入理解疾病相关知识；护士长针对疑难护理问题，深入浅出地进行讲解，并结合护理问题融入护理前沿知识，启发下级人员积极思考，拓宽知识面，增强解决危重疑难问题的能力，提高护理人员理论水平及综合分析能力，同时提出需要注意和纠正的问题，并预见性地下达指令性的护理意见。

由此可见，护理查房的分类形式多种多样，临床应用中应根据查房所要达到的具体目的选择合适的查房形式。

四、按护理查房的形式分类

护理查房实施形式是多种多样的，可以通过以下几种方法实现。

1. 个案护理查房

个案护理查房是针对病区特殊或危急病例进行的查房形式。

2. 评价性护理查房

评价性护理查房是用来评价整体护理各环节的质量以及护理查房质量而采用的形式。

3. 对比性护理查房

对比性护理查房是针对疾病相同而病程、心理特征、年龄、文化背景、家庭背景等不同的患者进行健康资料的收集与对照，分析其共性问题和个性问题，从而实施同病异护、适应个体化需要的护理。

4. 整体护理查房

整体护理查房强调以人为中心，从生理、心理、社会、文化、精神等方面考虑患者的健康行为，反映问题，检查护理程序运行情况和整体护理的效果。

5. 主题性护理行政查房

主题性护理行政查房是指查房前1周将查房主题通知各病区护士长，由其组织科室护理人员讨论，针对存在的具体问题提出意见和建议。

6. 案例启发式护理教学查房

案例启发式护理教学查房根据实习大纲要求，结合具体病例启发引导学生理论联系实际，从而达到掌握相关知识和技能的目的。

7. 以学生为主体的护理教学查房

以学生为主体的护理教学查房主要针对出科前的实习生，由其完成查房病例汇报，由此激发学生的主动性、积极性和创造性，包含讨论式护理查房、联合护理查房、重点护理查房等形式。护理学院把护理查房引入医学院护理专业内科教学中，以临床真实病例为媒介，以护理查房形式开展教学，使学生提前进入护士角色。以整体护理为主的教学方式与方法，将为学生进入临床开展整体护理工作打下坚实的基础。

8. 应用无线网络技术进行的护理查房

随着国内医院信息化建设的快速发展，移动电子设备的普及，以及无线网络技术日趋成熟和应用，利用无线技术组建网络的灵活性、可移动性、扩充性和成本优势，无线网络技术已经开始应用到复杂的网络环境中，并在临床查房中逐渐得到应用，拓展了医院信息系统的服务范围，使网络深入病房、诊室，大大减少了医护人员对纸张的依赖，提高了医护人员的工作效率和医疗服务质量。由于无线局域网的使用，医护人员在查房时就可以及时利用移动电脑获取与该患者相关的医嘱、用药、检验检查等信息，需要调整的直接通过无线网络下达后发送各个相关职能科室，从而大大节省时间，提高工作效率。依靠传统的医院信息化建设，护士仍承担着相当大的文字录入工作，包括医嘱、体温情况等，大大压缩了巡视患者或者进行护理查房的时间。无线网络技术的使用，使护士有更多的时间可以在病房中巡视，在查房中直接利用便携式电脑进行相关资料的查阅，并接收患者要执行的医嘱以及相关信息，从而大大提高护理查房以及护士工作的效率。

9. 多学科合作的护理查房

随着医疗新技术的发展、疾病复杂化和治疗的专业化，以及由"疾病为中心"向"以人为中心"医疗思路的转变，疾病的治疗与康复不能仅仅依靠某一个学科或某一专业来解决。多学科协作[7]（multi-disciplinary treatment，MDT）的诊疗和照护模式已经成为国际医学领域重要的模式之一，它改变传统个体式、经验式医疗模式，通过相关学科的合作为患者提供最佳诊疗方案。相对于单一的学科干预模式，多学科协作可以整合医疗资源，将患者引向更好的康复结局。护理人员作为患者治疗和康复全程的参与者和直接照顾提供者，在多学科协作中具有重要作用。

五、护理业务查房与护理教学查房的区别

护理业务查房与护理教学查房的区别如表1-2-1所示。

表1-2-1 护理业务查房与护理教学查房的区别

区别点	护理业务查房	护理教学查房
参与人员	具备独立工作能力的护士	护生、各层级护士
查房目标	评价护理质量、进一步指导下级提高护理水平	巩固知识、指导学生理论结合实际、提高临床思维能力
查房重点	提供有针对性、个性化的护理	疾病相关基础知识、针对性护理
病例难度	疑难、危重、本科少见的案例	科室常见病、多发病例
时间	20 min	40 min
主查者	护士长、教学秘书、护理组长	带教老师

第三节 护理查房中存在的问题及对策

一、护理查房中存在的问题

（一）护理主题不突出

（1）护理过程混同于医疗过程。医疗过程以医治疾病为目标；而护理过程则是以满足患者全面需要为目标，各自有着不同的侧重点。

（2）护理查房与业务学习相混淆。在某些护理查房中，较多的是讨论疾病的护理，存在着"只见疾病不见人"的做法，将某种疾病的病因病理作为讨论的问题，这种形式的护理查房重知识的传授而轻能力的培养。

（二）护理程序运用不当

（1）护理诊断与医疗诊断不分。护理诊断是对患者现存的或潜在的健康问题及其生命过程反应的一种临床判断，而医疗诊断的重点在疾病本质的判断上，由于概念的混淆以致没有明确的护理诊断，也就无法确定合理的护理措施。

（2）护理诊断中存在的问题主要有护理诊断应用不确切、护理诊断排列顺序不妥、相关因素不恰当、依据不充分。

（3）护理计划不是以患者为中心，而是在护士本人主观臆想推断下制订出的，忽视人的整体性，没有从生理、心理、社会、精神等方面综合评估患者的健康问题。

（4）护理措施拟订不具体，说空话，纸上谈兵，使人感觉护理措施未落到实处。

（5）对护理评价重视不够，对于已解决的问题不能及时做出评价，对新产生的问题不能及时制订应对方案，没有动态地、发展地看待整个护理程序，并且对于未达到预期目的的护理问题不做原因分析，就采取新的措施，使得护理查房达不到满意的效果。

（三）主持者的能力影响查房质量

由于护士长资历、业务水平及组织能力的不同，以致护理查房质量参差不齐，个别护理查房流于形式。

（四）上层机构缺乏系统的质量监控评价标准

由于部分护理主管部门或护理部没有对护理查房进行质量监控，缺乏统一的评价标准，使部分护理查房达不到满意的效果。因此，对护理查房的形式、内容、质量的评价应当有一个适当的标准。

（五）解决患者问题成效不高

未能结合患者的病情、生活饮食习惯制订相应的个性化护理措施。

二、提高护理查房质量的对策

（一）突出护理主题

在某些护理查房过程中，不要将护理过程混同于医疗过程，除了简要介绍患者的现病史、发病机制、临床表现、治疗原则及治疗后患者体征及症状变化外，重点应通过观察患者体征及护理需求突出讨论护理需要解决的问题、护理计划的制订、护理措施的实施等内容。同时护理查房应区别于业务学习，突出对护士能力的培养。

（二）准确、恰当地运用护理程序

首先应该以患者为中心，从生理、心理、社会、精神方面综合评估患者的健康问题，做出准确的护理诊断，制订具体的、个性化的护理计划及方案，恰当运用护理程序的方法并结合护理评价内容进行查房，这样可以达到事半功倍的效果。

（三）提高护理查房者的理论及业务素质

在护理查房中，护士长作为查房的参与者、主持者，在查房中要面对患者家属、护理人员，承担着组织者、教育者、治疗者及咨询者的角色。因此，护士长不仅要具有较高的业务水平、较强的组织能力及语言表达能力，还要不断学习理论知识，了解学科新动态和新观点，并将其运用于临床护理实践中，提高护理查房质量。齐常萍等经过对比及统计学处理，认为接受过继续教育者较未接受过继续教育者，无论是在理论水平还是在综合护理素质方面都有不同程度的提高，在护理教学查房中，其在指导责任护士的能力、解决护理中疑难问题的能力、掌握护理动态水平及与患者心理沟通的能力等多方面都优于未经继续教育的同级护士。另外，到高一级医院进修学习也是提高护理查房质量的有效途径。

（四）制定相应的质量监控及评价标准

护理主管部门或护理部应该对护理查房的形式、内容、质量控制等设立相应的评价标准，并就相关内容开展护理科研，从而使评价标准不断得到完善，最终使护理查房达到满意的效果。

（五）积极解决患者的护理问题

在查房过程中，主查者要充分评估患者的全身及专科情况，结合患者的阳性体征进行问诊及体查，根据患者的生活饮食习惯，制订相对应的护理措施，真正为患者解决问题。

参考文献

[1] 陈翠屏. 外科三级护理查房的实行与管理 [J]. 护士进修杂志, 2010, 25 (9): 799-800.

[2] 乔安花, 王蓓, 岳立萍, 等. PBL联合CBL教学法在护理本科生教学查房中的应用 [J]. 护理研究, 2014, 28 (11A): 3950-3951.

[3] 赵欣. CBS+PBL的护理教学查房在培养护生评判性思维能力中的作用 [J]. 辽宁医学院学报, 2016, 37 (1): 91-93.

[4] 谭洁, 张萍, 郑聪. 临床科室开展本科护生流程式英语教学查房的模式探讨 [J]. 护理研究, 2007 (19): 1770-1771.

[5] 李莉, 顾静意. 外科实施三级护理查房的效果分析 [J]. 中医药管理杂志, 2017, 20 (25): 127-128.

[6] 季亚芹, 沈志梅, 顾志娥, 等. 医护联合查房在提升护士临床工作能力中的应用 [J]. 天津护理, 2017, 25 (6): 537-538.

[7] 吴茜, 孙晓, 宋瑞梅, 等. 美国多学科协作模式管理与启示 [J]. 中国护理管理, 2018, 18 (8): 17-20.

（谢敏仪）

第二章　一级护理查房

第一节　一级护理查房的基本概念

一级查房是指管床护士查房。管床护士（管床护士不在则由专业组长代查）对所负责患者按护理程序每日进行 1 次或 2 次护理查房，评估患者的主要护理问题，随时修正护理诊断和措施，有计划地实施患者不同时期、不同健康问题、不同心理状态下的健康教育，并评估实施效果。

第二节　一级护理查房的流程

一级护理查房的流程一般包含查房前准备、导入、汇报病情、问诊、体查、了解护理问题并提出护理措施、总结等环节，详见图 2-2-1。

第二章 一级护理查房

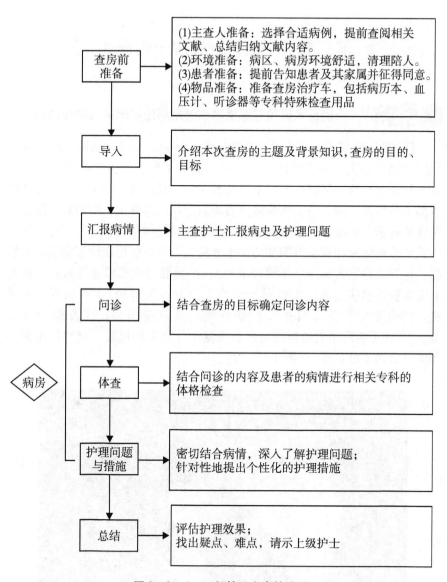

图2-2-1 一级护理查房的流程

第三节 一级护理查房个案模式

案例一　一例反式肩关节置换术患者术后患肢水肿的护理查房

【前言】反置式人工全肩关节置换术（reverse total shoulder arthroplasty，RTSA）是指肩关节假体的球形关节面置于肩胛骨关节盂侧，而盂杯置于肱骨近端的半限制性人工全肩关节手术（见图2-3-1）。[1]与传统的肩部关节置换不同，该手术是将金属球固定在肩胛骨上，而塑料杯固定在肱骨的近端，依赖于三角肌而不是肩袖，为臂提供动力和定位。这种手术方式是治疗终末期肩关节病变的手术方法之一，可应用于严重的肩关节病损，包括肩袖巨大撕裂（不可回复性）、严重肱骨近端粉碎性骨折、肱骨近端骨折后遗症（如陈旧性骨折不愈合继发骨关节炎）、类风湿性关节炎、创伤性关节炎等肩关节损伤疾病，具有损伤小、并发症少等优势。[2-3]该手术后患者的护理是患者康复十分重要的过程，且患肢水肿的预防及处理十分重要。（图2-3-2）

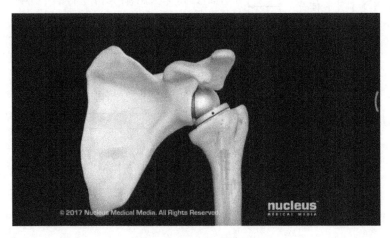

图2-3-1　关节置换术

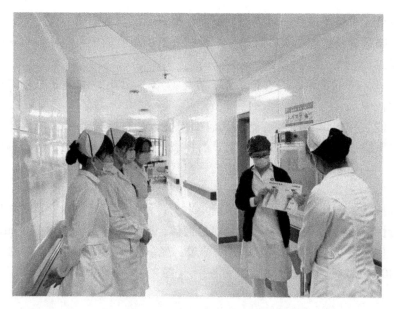

图2-3-2 病房外主查人讲解骨骼构造、分析患肢水肿的原因

【查房主题】反式肩关节置换术后患肢水肿的预防及处理。
【查房形式】一级查房。
【查房地点】创伤与关节外科。
【主 查 人】初级责任护士小吴。
【参加人员】初级责任护士小吴、护理组长小钟。
【查房日期】2020年12月31日。
【查房时长】30 min。
【患者资料】张某某，女，81岁。
【主要诊断】右侧巨大肩袖损伤。
【查房目标】掌握反式肩关节置换术后患肢水肿的预防及处理。
【查房内容】

◆ 进入病房前

初级责任护士小吴： 近期，我科做了第一台反式全肩关节置换手术，这是我科做的第一台反肩手术，也是我市首台。反式全肩关节假体是一种半限制型人工关节。管床护士为了能够及时评估患者的主要护理问题及护理效果，对患者进行一级查房，下面汇报一下患者的病情。

初级责任护士小吴：好的，今天我要查的患者病史汇报主要包含以下几点。

(1) 一般资料：患者张某某，女，81岁，已婚，配偶健在，文化程度为初中。

(2) 主要诊断：①右侧巨大肩袖损伤；②右肩关节半脱位；③右侧肱二头肌长头腱撕裂；④右肩上盂唇撕裂；⑤右肩锁关节炎；⑥低白蛋白血症；⑦轻度贫血；⑧慢性肾功能不全（CKD3期）。

(3) 主要病情：2020年12月29日在全麻下行右侧全反式人工肩关节置换术＋肩袖修补术，现为术后第二天，留置尿管已拔除，留置伤口引流管固定通畅，可引流出暗红色血性液体，昨日伤口引流量为150 mL。

(4) 主要的辅助检查及阳性结果：患者钾3.35 mmol/L↓，白蛋白27.40 g/L↓，血红蛋白82.00 g/L↓。（图2-3-3和图2-3-4）

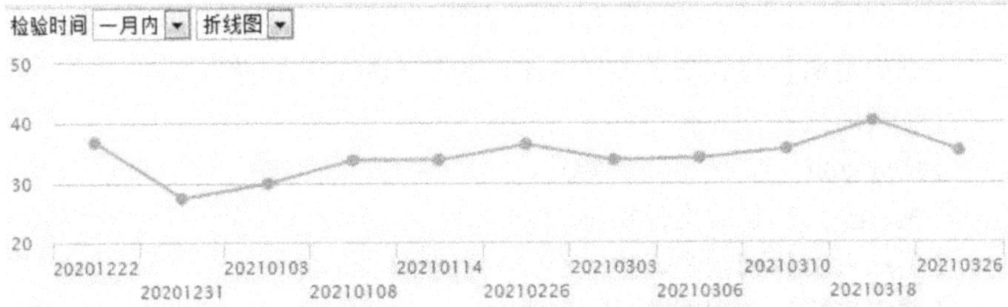

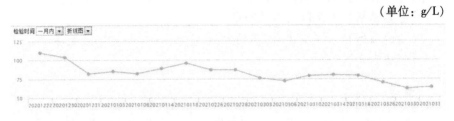

图2-3-3 白蛋白检查结果

图2-3-4 血红蛋白检查结果

（5）用药情况：静脉输入白蛋白，口服蛋白粉补充蛋白，马栗种子提取物片（威利坦）0.4 克/片 bid。

（6）主要护理问题：二级护理，日常生活能力评分（ADL）60 分，静脉血栓栓塞（VTE）风险评分 5 分，疼痛评分 1 分，焦虑自评量表（SAS）评分 62 分。低钾、低蛋白、贫血，肩关节固定及患肢早期功能锻炼相关知识的掌握有待加强。

◆ 进入病房后

初级责任护士小吴：张阿姨，下午好！我是吴护士，今天我和同事一起过来看看您手术后的恢复情况，我们需要对您的手术肢体进行检查，请阿姨配合我们并认真听相关的注意事项。

张阿姨：好的，谢谢你们。我和我孙女都不太了解手术后需要注意些什么，我好担心啊！

初级责任护士小吴：张阿姨，不用担心！一会我们一边帮您检查，一边讲解，如果有疑问可以随时打断我们。整个查房过程大概需要 15 分钟的时间，请问您可以配合吗？

张阿姨：可以的！

体查：问病史（有无不适、哪里不适、伤口疼痛情况、胃纳情况、二便情况、睡眠情况等）；疾病相关体格检查——"望、触、动、量"（望诊：患者双上肢皮肤色泽红润；左侧上肢无肿胀、右侧肩袖皮肤可见轻度肿胀，皮纹存在、清晰可见，为Ⅰ度肿胀；伤口引流管固定通畅，可引流出暗红色血性液体约 50 mL，留针穿刺点无红肿，敷料无卷边。触诊：右侧肩袖轻度疼痛、疼痛评分 1 分；患肢皮温升高、桡动脉搏动良好。动：左上肢活动正常，右上肢活动轻度受限，右上肢外展时肌力为 3 级，前屈时肌力为 4 级，无异常活动及骨擦感。量：量臂围，肘横纹上 10 cm，左侧/右侧为 25 cm/27 cm）。

初级责任护士小吴：阿姨您现在为术后第 2 天，您手术一侧的肢体有一点肿胀，这是因为软组织广泛剥离损伤血管以及周围软组织引起局部炎症反应，从而引起肿胀。伤口周围皮肤温度的升高多考虑术后创伤引起，随着术后炎症反应逐渐消退，切口周围皮肤温度、肿胀也会慢慢消退。这两天的查血结果血沉都稍微偏高，这是术后应激反应导致的，属于正常的范围内，所以您不用担心。

张阿姨：好的，我的手什么时候会消肿呢？

初级责任护士小吴：术后第 3～5 天是水肿的高峰期，第 7 天就会慢慢消肿，患肢就像护士帮您摆放的位置一样，原则上需要抬高，高于心脏 20 cm，有利于消肿。此外，早上给您服用的药物是马栗种子提取物，也有消肿的作用，这是一类静脉活性药物，有保护血管内皮细胞、增加静脉弹性与张力、促进静脉及淋巴回流、改善血液循环、消肿、抗炎、清除自由基等作用。除了这些，早上给您做的冰敷也具有消肿的作用。冰敷主要是通过低温作用于皮肤和深层组织，短时间内降低局部或全身温度，收缩局部血管，降低血液循环速度以达到减少出血、减轻炎症、缓解肿胀、缓解疼痛的效果。冰敷位置是在伤口皮肤表面，注意冰敷时，不要将冰袋或冰块直接接触皮肤，应在中间间隔毛巾类保护物体，防止冻伤；每次冰敷 20～30 分钟，每天冰敷 3～4 次即可起效。您早上冰敷完有没有哪里不舒服呢？

张阿姨：没有，今天早上冰敷完确实感觉很舒服呢。

初级责任护士小吴：阿姨，现在我给您看看两边肩部的感觉怎么样（用棉签轻划前臂、手背，均先划健侧再划患侧）。

张阿姨：患侧手背感觉麻木，有什么问题吗？

初级责任护士小吴：阿姨，您患侧手背麻主要是由于术中的牵拉，术后活动减少，会出现血运减慢，导致肢体麻木感，所以您患侧的手要多进行抓拳、肘腕关节运动。

初级责任护士小吴：张阿姨，接下来我来对您的双上肢进行活动度的评估。您在床上，用自己的力量来抵抗我的手（主查者用右手与患者的双手分别对抗），外展时您的肌力为 3 级，前屈时肌力为 4 级。张阿姨，您的情况是正常的。但患肢 I 度肿胀，您需要加强营养，增加优质蛋白的摄入，多吃鸡蛋、牛奶、鸡汤、鱼汤，抬高患肢也可以达到减轻肿胀的目的。此外，您的白蛋白值也比正常值要低，要多摄入优质蛋白。

张阿姨：好的，我正在担心有什么不能吃，现在你们一解释我就明白了。小吴啊，我这个手术有没有损伤到什么神经啊？

初级责任护士小吴：阿姨，术后最容易引起腋神经、桡神经牵拉伤。腋神经损伤的主要表现为肩部疼痛，肩关节下垂半脱位，抬肩障碍，肩部及臂外侧区三分之一部分皮肤感觉障碍。如果腋神经损伤时间过长，肩部会因为三角肌的萎缩而失去圆隆的外形，肩部骨突更突兀。桡神经损伤的主要表现为伸腕、伸拇、伸指、前臂旋后障碍及手背桡侧和桡侧3个半手指背面皮肤麻木，主要是手背虎口处皮肤麻木，典型的畸形是垂腕。阿姨，您的手背虎口处是否有麻木感？

张阿姨：没有，谢谢你啊，你说的这些症状我会注意的。

初级责任护士小吴：您需要在医护人员或家人的帮助下被动活动关节，或主动助力运动，减缓肌肉萎缩，如被动耸肩。经过查体，未发现神经损伤。您这个手术，术后发生脱位的概率较低，但您下床时必须佩戴我们的肩关节外展支具。正确的佩戴方法是患侧前臂处于躯干的侧方，而不是前部。先佩戴肩部外展支具，然后在腋下放置海绵包裹，使患肢保持外展前屈位，肘关节屈曲位，最后用搭扣妥善固定。4～6周内避免大幅度外旋和主动内旋动作，如伸手穿衣及手后伸摸背等肩关节伸展、内旋及复合动作（示范）。不可以主动将患肢抬离身体。

张阿姨：嗯，明白了。需要佩戴肩关节支具多久呢？

初级责任护士小吴：需要佩戴4周。4周后您可以进行康复活动、穿衣，淋浴时可去除保护支具。现在平躺时可以在肩关节及肘关节下垫软垫抬高上肢，避免肩关节伸展对前方软组织造成拉扯，减少疼痛，这2周内可以选择这样的睡姿（示范）。

初级责任护士小吴：阿姨，根据您的情况，您可以做这些功能锻炼，包括掌指关节、指尖关节的主动活动（边说边示范）。这些运动可以有效恢复患侧肢体的功能，促进软组织愈合。您从现在开始可以做我刚才说的运动，每天3次，每次15分钟。阿姨您记住了吗？

张阿姨：记住了，我给你重复一遍，你看看对不对（让患者重复动作并纠正患者的错误动作）。

初级责任护士小吴：嗯，做得很棒。张阿姨您上次抽血的结果出来了，检验结果显示您的钾、血色素值都比正常值低，表明您现在存在低钾的情况，还有一点贫血，所以您不仅需要适当坚持功能锻炼，还要多吃香蕉、橙子等含钾较高的食物，也要吃一些菠菜、动物肝脏等含铁丰富的食物，因为铁是造血的重要原料，吃这些东西有助于纠正贫血。

张阿姨：好的。

吴君：阿姨，今天我向您宣教的内容，您都记住了吗？自己要注意些什么啊？

张阿姨：首先，肩关节外展支具的正确佩戴方法是患侧前臂处于躯干的侧方，而不是前部。4～6周内避免伸手穿衣及手后伸摸背这些大动作，不可以抬离身体。平躺时可以在肩关节及肘关节下垫软垫抬高上肢。还有要做指尖功能锻炼、握拳锻炼，每天3次，每次15分钟。其次，要吃香蕉、橙子等含钾较高的食物，也要吃一些菠菜、动物肝脏等含铁丰富的食物。

初级责任护士小吴：是的，阿姨记得不错。请问您还有什么疑问吗？

张阿姨：没有了。

初级责任护士小吴：好的，那我们这次的查房就结束了，您要是遇到什么问题可以随时咨询护士。谢谢您的配合，好好休息！

◆ 出病房

初级责任护士小吴总结：通过本次查房，未发现患者有桡神经、腋神经损伤，需重点关注的护理问题是：①潜在并发症——脱位；②潜在并发症——有感染的危险。反肩手术方式容易出现关节脱位的并发症，但如果患者真正掌握了正确的功能锻炼方法，知道哪些动作是禁忌的、哪些动作是可以做的，则完全可以避免关节脱位的发生。刚才我们初步教会了患者功能锻炼的方法，但接下来还应继续强化锻炼，需要护士做好跟踪。该患者的手术时间比较长，手术暴露时间约5 h，术后患处明显肿胀，渗出也多，而且很容易继发感染，因此，目前消肿显得特别重要，除了抬高患肢、握拳外，还要指导患者高蛋白饮食，以促进消肿，减少渗出。该患者存在贫血及营养不良的情况，除饮食宣教外，还需要请教护理组长对此问题还有哪些比较好的建议，可促进患者早日康复。我们期待下次的二级查房。本次查房到此结束，谢谢！（图2-3-5）

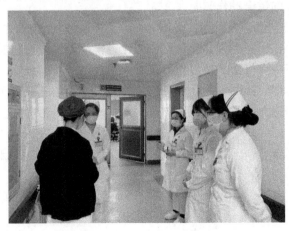

图2-3-5 主查人做查房总结

参考文献

[1] Arthur L, Julien B, Marc-Alexandre L, et al. Reverse shoulder arthroplasty for proximal humerus fractures: is the glenoid implant problematic [J]. Orthopaedics & Traumatology Surgery & Research, 2018 (104): S18770 56818301993.

[2] 任世祥,张博,马德思,等. 反式全肩关节置换术治疗肩袖关节病患者的早期临床疗效 [J]. 中华外科杂志, 2019, 57, 2 (2): 124-128.

[3] 陆博, Marius M S. 反置式肩关节成形术:择期手术的当前趋势 [J]. 中华骨科杂志, 2018 (10): 627-634.

(李莉)

案例二　一例全胃切除术后血栓风险高危患者的一级查房

【前言】静脉血栓栓塞（VTE）是多因素引起的常见病、多发病和高死亡率疾病,属于血栓栓塞性疾病的一种,目前已成为患者围手术期死亡的主要原因之一,是医院内非预期死亡的重要原因。VTE 在住院患者中存在较高发生率,全球范围内 VTE 平均发病率约为 1.17‰。ENDORSE 研究:迄今为止为评估 VTE 风险和全球预防实践进行的最大规模国际性研究,纳入 32 个国家 68183 例住院患者,外科患者处于 VTE 风险中的住院患者比例为 64.4%。[1]VTE 发生可给患者造成严重的生存压力和经济负担。随着国家卫生健康委员会对血栓防治工作的重视,院内 VTE 防治工作已纳入医疗质量管理和监控体系[2],全国各医院加强落实,陆续展开工作。从文献发表数量看,2011—2021 年文献发表数量基本呈现上升趋势,表明血栓问题日益受到医护人员关注,对血栓预防的研究投入增多。但我国 VTE 防治工作起步较晚[2],我国患者接受预防比例为 49.4%,根据国际指南进行预防并实施的仅有 20.2%[3]。一项涉及中国北方 7 省 23 家三级医院中 52 间 ICU 的调查,总计回收 1816 张调查问卷,结果显示:医护人员对 VTE 预防指南了解有限,医护人员缺乏 VTE 预防规范化认识。[4]大部分医院院内质控体系的建立还处于探索发展阶段,为达到临床、护理、管理、信息同质化与一体化还需不断摸索与完善,形成规范的医护培训体系。

【查房主题】血栓风险高危患者术后护理。
【查房形式】一级查房。
【查房地点】胃肠外科。
【主 持 人】护士长。
【参加人员】责任护士小陈，科内护理同事若干。
【查房日期】2021年7月1日。
【查房时长】30 min。
【患者资料】杨某某，男，69岁。
【主要诊断】胃低分化腺癌。
【查房目标】掌握血栓风险高危患者术后护理。
【查房内容】

责任护士小陈： VTE是多因素引起的常见病、多发病和高死亡率疾病，属于血栓栓塞性疾病的一种，目前已成为患者围手术期死亡的主要原因之一，是医院内非预期死亡的重要原因，外科患者处于VTE风险中的住院患者比例为64.4%。因此，预防VTE十分重要。今天我们将针对一例胃癌患者术后VTE的预防进行查房。我先做一个简要病情汇报。患者7床，杨某某，男，69岁，诊断胃癌5月余，6程化疗后以"胃低分化腺癌"收入我科，于6月30日在全麻下行腹腔镜下腹腔探查+根治性全胃切除术+食管空肠Roux-en-Y吻合+腹腔引流术，术后带回胃管，接负压引流瓶，左侧腹腔引流管及右侧腹腔引流关各接引流袋、尿管接引流袋，右锁骨下静脉导管一根接三通管，一路接液体，另一路接镇痛泵。左上肢经外周静脉穿刺中心静脉置管（PICC）为封管夹闭状态。目前患者为禁食状态，一级护理，ADL评分为20分，压疮危险因素评估（Braden）评分为15分，营养风险评估（NRS2002）为5分，非计划性拔管风险评估为3分，Caprini血栓风险评估为8分，术区敷料少量渗血，暂无排气排便，VAS疼痛评分2分。现为术后第1天，患者为退休人员，珠海医保，已婚已育，家人均健在，现照顾者为患者儿子。患者总蛋白60.10 g/L↓，白蛋白36.70 g/L↓，中性粒细胞计数$6.64 \times 10^9 L^{-1}$。部分实验室及影像学检查结果见图2-3-6至图2-3-10。目前患者特殊治疗用药及护理措施：禁食、抗感染、护胃及肠外营养支持等治疗。

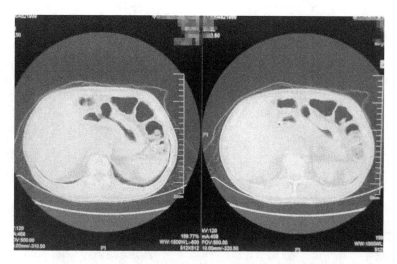

图 2-3-6　2021 年 6 月 26 日腹部 CT 增强检查报告

（单位：g/L）

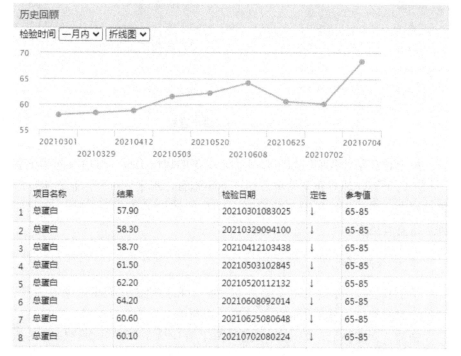

图 2-3-7　总蛋白检查结果

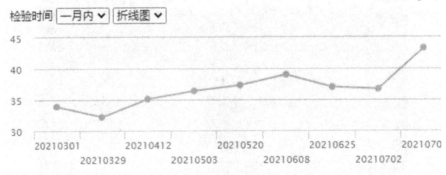

图2-3-8 白蛋白检查结果

护士长：刚才我们听取了责任护士小陈的病情汇报，对患者的病史有了初步的了解，现对病史简单总结：老年患者，现术后卧床休息，术后康复过程中，对于血栓风险高危患者，VTE的防治尤为重要。接下来我们到病房查看患者。

◆ **进入病房后**

护士长：杨叔，您好！我带着责任护士和其他护理同事过来看看您，评估您对深静脉血栓预防和相关措施是否到位。

杨叔：谢谢你们。我们没学医的都不懂什么是深静脉血栓以及该怎么做。

第二章 一级护理查房

（单位：g/L）

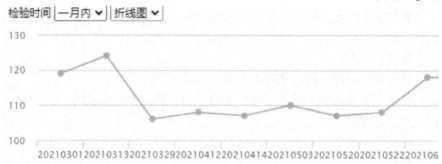

	项目名称	结果	检验日期	定性	参考值
1	血红蛋白	119.00	20210301081151	↓	130-175
2	血红蛋白	124.00	20210313081141	↓	130-175
3	血红蛋白	106.00	20210329094511	↓	130-175
4	血红蛋白	108.00	20210412104829	↓	130-175
5	血红蛋白	107.00	20210414080803	↓	130-175
6	血红蛋白	110.00	20210503104228	↓	130-175
7	血红蛋白	107.00	20210520113529	↓	130-175
8	血红蛋白	108.00	20210522081937	↓	130-175
9	血红蛋白	118.00	20210607161659	↓	130-175
10	血红蛋白	118.00	20210610080258	↓	130-175
11	血红蛋白	125.00	20210625083342	↓	130-175
12	血红蛋白	116.00	20210702084044	↓	130-175

图 2-3-9 血红蛋白检查结果

诊疗项目	项目名称	结果	定性	历史结果	参考值
癌胚抗原测定(CEA)-化学发光法	癌胚抗原定量	5.17	↑	5.23↑	0-5
糖类抗原测定(CA19-9)-化学发光法	肿瘤标记抗原19-9	9.24		11.20	0-27
糖类抗原测定(CA-125)-化学发光法	肿瘤标记抗原125	6.91		5.86	0-35
糖类抗原测定(CA72-4)-化学发光法	肿瘤标记抗原72-4	71.70	↑	38.50↑	0-6.90

图 2-3-10 CEA、CA72-4 检查结果

护士长：那等会我们责任护士小陈对杨叔做一个全身评估。

责任护士小陈：杨叔，您好！我是您的管床护士小陈。您有没有感到头晕、恶心？

杨叔：没有。

责任护士小陈：昨晚睡得怎么样？伤口有痛吗？

杨叔：不知道是不是上了镇痛泵的原因，整天昏昏沉沉的，晚上睡觉还可以，能睡着。

责任护士小陈：杨叔，我现在对您进行体查，请问能否配合我呢？

杨叔：可以。

责任护士小陈：（边体查边汇报）患者眼睑结膜颜色正常，面色一般，口腔黏膜完整，甲床回血稍迟钝，右颈部中心静脉导管（CVC）敷料干洁，穿刺点无红肿，左上肢PICC敷料干结，臂围27 cm，腹部敷料干洁，胃管、左右腹腔引流管及尿管均引流通畅。双下肢皮肤颜色为淡红，无肿胀，皮温为36.1 ℃，软尺测量双大腿腿围为41.5 cm，双小腿腿围为31 cm，触及足背动脉搏动正常。（图2-3-11）

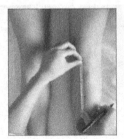
小腿：髌骨下缘10 cm

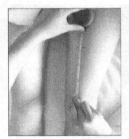
大腿：髌骨上缘15 cm

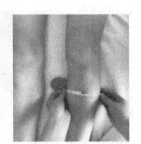
标记后环绕1圈

图2-3-11　测量腿围

责任护士小陈：（按压腹股沟区及双小腿腓肠肌部位询问）杨叔，我按压的部位有无酸、胀、痛、麻？

杨叔：没有。

责任护士小陈：（让患者踝关节背屈）杨叔，您现在小腿有无胀痛？

杨叔：没有。

责任护士小陈：患者霍曼氏征（Homan's sign，直腿伸踝试验）为阴性。

责任护士小陈：杨叔，通过刚刚给您做的体查的结果来看，您的双下肢血液回流是正常的。您知道什么是深静脉血栓吗？

杨叔：不知道。

责任护士小陈：深静脉血栓是指血液非正常地在深静脉内凝结，属于下肢静脉回流障碍性疾病，因为您的自身疾病是胃癌，而且手术后卧床时间会比较多，因此，发生深静脉血栓的风险会较高。通过评估，您的深静脉血栓的风险评分为8分，属于高危患者。一旦血栓形成，栓子会随血流方向流到肺、脑等位置，导致肺栓塞、脑梗死等风险，会对您的健康产生重大的影响，所以预防深静脉血栓非常重要。

杨叔：那我应该怎么做呢？

责任护士小陈：第一，我们需要做踝泵运动（现场教患者），背伸，脚尖朝上，跖屈，脚尖朝下，每次持续5秒，一天3～4次。原理是肌肉收缩时血液和淋巴液受挤压回流，肌肉放松时新鲜血液补充。（见图2－3－12）

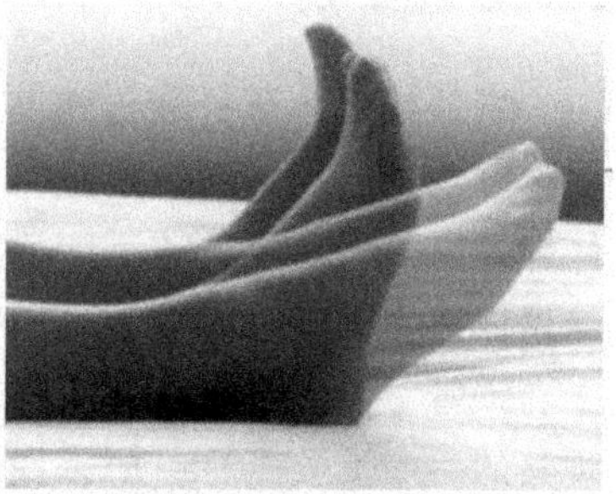

杨叔：我会了。

责任护士小陈：第二，可以温水足浴，一天2次，水温不能高于45°（温热即可）。

跖屈（脚尖向下踩）
背伸（向上勾脚尖）

图2－3－12 踝泵运动

杨叔：好的。

责任护士小陈：我们还会给您双下肢使用肢体周期充气循环泵，让您下肢血液充分回流，以后出院回家您也可以双掌交握，从脚踝往上按压小腿（动作示范）。（图2－3－13）

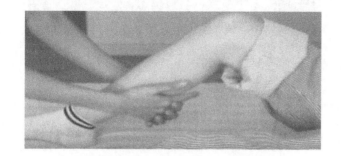

图2－3－13 按压小腿动作示范

杨叔：好的。

责任护士小陈：最重要的还是早期下床活动，我们会根据您的恢复情况，协助您早期下床活动，请您不用担心！

杨叔：好的，谢谢你们。

责任护士小陈：杨叔，请问您还有什么疑问吗？

杨叔：没有了。

责任护士小陈：好的，那您好好休息，我们先出去了，谢谢您的配合。

杨叔：好的，谢谢你们！

◆ 出病房

责任护士小陈：通过这次查房，我们了解了预防深静脉血栓的重要性，以及相应的护理措施包括：①指导踝泵运动；②温水足浴；③使用肢体周期充气循环泵；④下床活动；等等。同时，我们还要监测患者的 D-二聚体等实验指标，监测外周循环的情况。目前患者该指标是正常的。除了右锁骨下静脉导管以外，其左上肢还留置有 PICC 管，这也是血栓评估观察的一个重要指标，所以我们除了关注双下肢腿围，还要观察患者的左上肢臂围。此外，患者抽血检验结果显示，总蛋白值及白蛋白值偏低，但患者目前是禁食，如何对患者进行宣教，需要高级责任护士老师指导，期待明天的二级查房。本次查房结束，谢谢大家！（图 2-3-14）

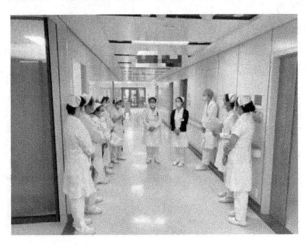

图 2-3-14 主查人做总结

参考文献

[1] Cohen A T, Tapson V F, Bergmann J F, et al. Venous thromboembolism risk and prophylaxis in the acute hospital care setting (ENDORSE study): a multinational cross-sectional study [J]. Lancet, 2008, 371 (9610): 387-394.

[2] 刘晓娇, 薛缪群, 鲍瀛. 医院 VTE 防控管理体系的信息化构建与实现 [J]. 中国卫生信息管理杂志, 2019, 16: 327-331.

[3] Xiao T, Bing S, Yang Y, et al. A survey of the knowledge of venous thromboembolism prophylaxis among the medical staff of intensive care units in North China [J]. PloS One, 2015, 10 (9): e0139162.

[4] Gel, Liy, Jinx, etal. Venous thrombembolism risk assesment and thromboprophylaxis among hospitalized acute medical patients in China-the RAMP Study [J]. Thromb Res, 2010, 126: 270-275.

(罗雯馨)

案例三　一例 TIPS 患者术后肝性脑病预防的护理查房

【前言】经颈静脉肝内门体分流术 (transjugular intrahepatic portosystemic shunt, TIPS) 是指经颈静脉入路从肝静脉穿刺肝内门静脉, 在肝静脉与门静脉之间建立门-体分流道, 以达到降低门静脉压力、治疗食管胃静脉曲张破裂出血和顽固性腹腔积液等一系列门静脉高压并发症的微创介入治疗技术。肝性脑病 (HE) 是 TIPS 术后并发症中最严重的一种, 亦是导致患者死亡的常见原因之一, 发病率在 13%~36% 之间, 多出现在术后 1~3 个月。HE 病情严重, 病死率高, 给患者带来极大的威胁。因此, 对于 HE 的预防尤为重要。TIPS 术后肝性脑病的发生与新的血流通道的形成有关, 可能是由于肝脏血流量灌注减少, 导致肝脏代谢减少, 以及有害物质在体内的吸收。饮食干预对预防 TIPS 术后肝性脑病有重要意义, 由饮食不当导致肝性脑病的患者占 85.7%。

【查房主题】TIPS 术后肝性脑病预防的护理。

【查房形式】一级查房。

【查房地点】介入血管外科。

【主 查 人】 初级责任护士小王。
【参加人员】 初级责任护士小王、护理组长小邓。
【查房日期】 2021年7月13日。
【查房时长】 20 min。
【患者资料】 莫某某，男，69岁。
【主要诊断】 肝硬化失代偿期，消化道出血
【查房目标】 掌握TIPS术后预防肝性脑病的护理
【查房内容】

◆ 进入病房前

初级责任护士小王：HE是TIPS术后最常见和最重要的并发症，HE病情严重，病死率高，严重威胁患者的生命健康，而由于饮食不当导致肝性脑病的发生率非常高，因此，我将据此进行查房。

初级责任护士小王：我先做一个简要的病情汇报。

（1）一般资料：患者9床，莫某某，男，69岁，文化程度为初中，退休，珠海医保，已婚已育，家人均健在，现照顾者为患者老伴。

（2）主要诊断：肝硬化失代偿期，消化道出血。

（3）主要病情：患者因解黑便10余天入院，经过护胃、止血等处理后，无解黑便等出血症状。于2021年7月12日在局部麻醉下行经颈静脉肝内门体分流＋胃冠状静脉栓塞术，现为术后第1天。术后右颈部有一穿刺点，予敷料加压包扎。

（4）主要的辅助检查及阳性结果：患者总蛋白88.00 g/L↓，白蛋白35.50 g/L↓，葡萄糖2.83 mmol/L。部分实验室检验结果及影像学检查结果见图2-3-15至图2-3-19。

（5）用药情况：护肝、抑酸及肠外营养支持治疗等。

（6）主要护理问题：半流饮食，一级护理，ADL评分30分，Braden评分18分，营养风险评估为1分，Caprini血栓风险评估为4分，术区敷料干洁，VAS疼痛评分1分。

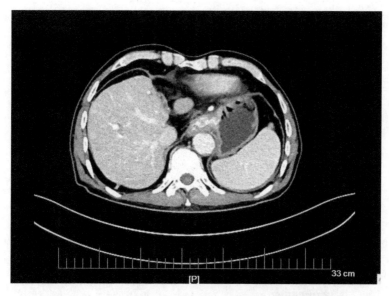

图2-3-15 2021年7月8日腹部CT增强检查结果

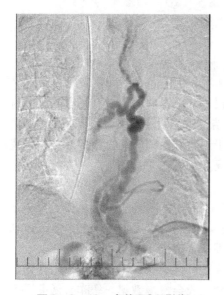

图2-3-16 术前DSA影像

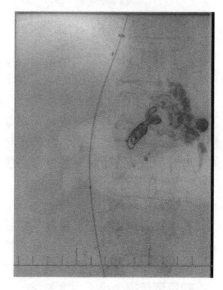

图2-3-17 术中置入支架DSA影像

诊疗项目	项目名称	结果	定性	历史结果	参考值	单位	HIS_ID	临床意义
*血细胞分析（血常规五分类+网织红）	白细胞计数	4.86		2.37↓	3.5-9.5	10^9/L	137333189	
	红细胞计数	3.68	↓	2.94↓	4.3-5.8	10^12/L		
	血红蛋白	88.00	↓	67.00↓	130-175	g/L		
	血小板计数	109.00	↓	106.00↓	125-350	10^9/L		
	红细胞压积	28.60	↓	22.50↓	40-50	%		
	平均红细胞体积	77.70	↓	76.50↓	82-100	fL		
	平均红细胞血红蛋白含量	23.90	↓	22.80↓	27-34	pg		
	平均红细胞血红蛋白浓度	308.00	↓	298.00↓	316-354	g/L		
	红细胞体积分布宽度SD	49.60		50.40↑	37-50	fL		
	红细胞体积分布宽度CV	17.40	↑	18.10↑	11.6-14.6	%		
	中性粒细胞计数	3.78		1.46↓	1.8-6.3	10^9/L		
	中性粒细胞百分率	77.80	↑	61.60	40-75	%		
	淋巴细胞计数	0.60	↓	0.61↓	1.1-3.2	10^9/L		
	淋巴细胞百分率	12.30	↓	25.70	20-50	%		
	单核细胞计数	0.31		0.21	0.1-0.6	10^9/L		
	单核细胞百分率	6.40		8.90	3-10	%		
	嗜酸性粒细胞计数	0.15		0.07	0.02-0.52	10^9/L		
	嗜酸性粒细胞百分率	3.10		3.00	0.4-8.0	%		
	嗜碱性粒细胞计数	0.02		0.02	0-0.06	10^9/L		
	嗜碱性粒细胞百分率	0.400		0.800	0-1.4	%		
	血小板压积	0.130		0.110	0.1-2.4	%		
	血小板分布宽度	13.00		9.50↓	10-30	fL		

图2-3-18 血细胞分析

初级责任护士小王：刚才我已汇报了该患者的病情，对患者的病史有了初步的了解，现对病史进行简单总结：患者行了TIPS手术，肝性脑病是术后主要的并发症，而饮食护理对于预防肝性脑病尤为重要。接下来我们到患者身边去，了解一些患者的情况及反馈。

◆ **进入病房后**

初级责任护士小王：莫叔，您好！我是您的管床护士小王，今天过来看看您，评估您对预防肝性脑病的护理是否到位。

莫叔：谢谢你们！我们都不懂什么是肝性脑病，也不知道该怎么做。

初级责任护士小王：没关系，一会儿我会慢慢教您。您昨天做完了手术，现在感觉怎么样？

莫叔：挺好的。

诊疗项目	项目名称	结果	定性	历史结果	参考值	单位	HIS_ID	临床意义
急诊生化检测	尿素	2.20	↓	3.49↓	3.6-9.5	mmol/L	137333185	
	肌酐	103.00		92.00	57-111	μmol/L		
	尿酸	264.00		315.00	180-450	μmol/L		
	尿素/肌酐	21.36		37.93				
	钾	3.63		3.10↓	3.5-5.3	mmol/L		
	钠	140.20		145.00	137-147	mmol/L		
	氯离子	106.30		110.00	99-110	mmol/L		
	二氧化碳	24.50		23.10	22-29	mmol/L		
	阴离子间隙	9.40		11.90	8-16	mmol/l		
	葡萄糖	2.83	↓↓↓	10.50↑	3.9-6.1	mmol/L		
	渗透压	290.49		306.70	280-320	mOsm/kg		
*急诊肝功	谷丙转氨酶	9.70		11.00	9-50	U/L	137333184	
	谷草转氨酶	22.80		27.00	15-40	U/L		
	谷草/谷丙比值	2.35		2.45				
	总胆红素	7.40		8.50	0-26	μmol/L		
	直接胆红素	4.60		3.60	0-8	μmol/L		
	间接胆红素	2.80		4.90		μmol/L		
	总蛋白	64.40	↓	55.50↓	65-85	g/L		
	白蛋白	35.50	↓	32.50↓	40-55	g/L		
	球蛋白	28.90		23.00		g/L		
	白蛋白/球蛋白	1.23		1.41	1.2-2.4			
	总胆汁酸	5.13		6.50	0.5-10	μmol/L		

图2-3-19 生化及肝功能检测

初级责任护士小王：昨晚睡得怎么样？伤口或肚子有没有感到疼痛呢？

莫叔：脖子的伤口有一点点痛，不过不太影响睡觉。肚子不痛。

初级责任护士小王：您今天早上早餐吃了些什么呢？

莫叔：吃了一碗小米粥加一个菜包。

初级责任护士小王：莫叔，您昨天有没有解大便啊？如果有的话，是什么颜色呢？

莫叔：有1次大便，是黄色的。

初级责任护士小王：那颜色是正常的，是什么形状的呢？

莫叔：是一条条的软便。

初级责任护士小王：好的，那也是正常的。莫叔，我现在对您进行体查，请问您能否配合我吗？

莫叔：可以。

初级责任护士小王（**边体查边汇报**）：视诊：神志清，面色一般，眼睑颜色正常，嘴唇、甲床红润，右颈部穿刺点敷料干洁。腹部平坦对称，腹式呼吸，未见胃肠蠕动波。听诊：肠鸣音4次/分（使用听诊器，放置于下腹部，听1分钟）。叩诊：鼓音，移动性浊音阴性（操作者左手中指两头翘起，中间位置紧贴患者的腹壁，从左到右，从上到下，出现声音有变化时，手指不能松开，另一手协助患者侧身，操作者继续进行叩诊，另一侧使用相同方法）。触诊：腹软，无压痛反跳痛。

初级责任护士小王：莫叔，您现在像我一样把两手平举，把手指分开（示范动作）。

莫叔：好的。（莫叔将两臂平举，手指分开，见图2-3-20）

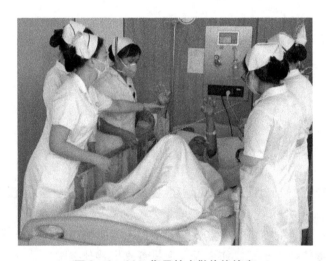

图2-3-20　指导护士做体格检查

初级责任护士小王：莫叔，您的扑翼样震颤检查是阴性的。您知道什么是肝性脑病吗？

莫叔：不太清楚。

初级责任护士小王：肝性脑病是指由于肝病引起的中枢神经系统功能紊乱的一种病，发生这种病，会出现性格改变、行为改变、睡眠习惯改变、扑翼样震颤，甚至有些人会出现昏迷[1-2]，所以预防肝性脑病非常重要。

莫叔：那我应该怎么做呢？

初级责任护士小王：饮食和保持大便通畅很重要。饮食方面：术后第1周，要限制蛋白质的摄入，在 TIPS 术后3天内，蛋白质摄入量限制在 20 g/d。后面再根据您的情况，每 3~5 d 增加 10 g/d，逐渐增加对蛋白质的耐受性。最后，蛋白质摄入量应提高到 0.8~1.0 g/(kg·d)，以维持氮平衡。现在这3天，您的蛋白质摄入要控制在 20 g/d。20 g 蛋白质是多少呢？这里有几张表，您可以看一下（图 2-3-21 至图 2-3-23）。一份鱼肉含有 9 g 蛋白质，一份豆制品含有 9 g 蛋白质，一份奶类制品含 4 g 蛋白质。您可以让家属买一个小电子秤，吃东西前称一下重量。每天搭配 1 份鱼肉 + 1 份豆制品 + 半份奶类制品。3 天后我们再告诉您怎么吃。改善排便方面：每天喝乳果糖，一天 3 次，每次 15 mL。您现在小便量正常，可以每天喝水 2000 mL 以上。每天早起后，用手掌顺时针按摩腹部，养成晨起排便的习惯，排便的时候不要玩手机等。[3-5]

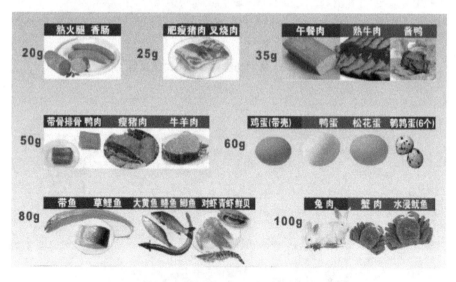

图 2-3-21　每种肉蛋类食物的蛋白质含量[3]

初级责任护士小王：莫叔，这几天要怎么吃，您清楚了吗？我们每天还会过来关注您的饮食的，您不用担心。

莫叔：清楚了，好的，谢谢你们！

初级责任护士小王：莫叔，请问您还有什么疑问吗？

莫叔：没有了。

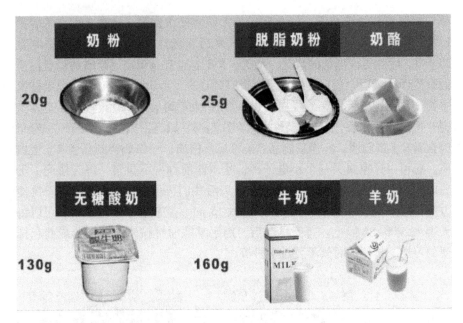

图2-3-22 每种奶类食物的蛋白质含量[3]

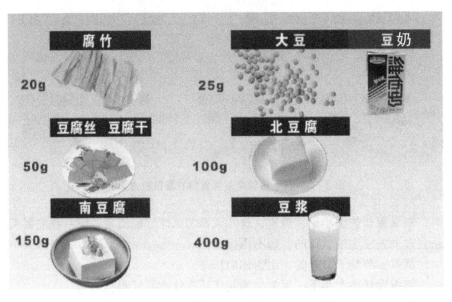

图2-3-23 每种豆制品的蛋白质含量[3]

初级责任护士小王：好的，那您好好休息，我们先出去了。谢谢您的配合！

莫叔：好的，谢谢你们！

◆ 出病房

初级责任护士小王：通过这次查房，我们了解了预防肝性脑病的重要性以及如何实施相关的预防措施。

（1）注意饮食：TIPS术后第1周，应严格限制蛋白质的摄入，在TIPS术后3天内，蛋白质摄入量限制在20 g/d。第1周后，根据患者的营养状况、对蛋白质的耐受性和进展情况，可以调整饮食中的蛋白质含量。根据患者的进展，建议每3～5天增加10 g/d，以逐渐增加对蛋白质的耐受性。最后，蛋白质摄入量应提高到0.8～1.0 g/（kg·d），以维持氮平衡。

（2）保持大便通畅：每天喝乳果糖，一天3次，每次15 mL。每天保证饮水在2000 mL以上。每天早起后，用手掌顺时针按摩腹部，养成晨起排便的习惯。

此外，患者的抽血检验结果显示，患者总蛋白值及白蛋白值偏低，但目前患者需要限制蛋白质，白蛋白值和总蛋白值有可能会进一步下降。关于如何平衡肝性脑病和营养不良之间的关系，需要请示上级护士进行二级查房。

参考文献

[1] 中华医学会肝病学分会. 肝硬化肝性脑病诊疗指南 [J]. 现代医药卫生，2018，34（23）：3743-3754.

[2] 庞永丽，陈妙霞，方蘅英，等. 基于指南构建肝性脑病分级评估方案 [J]. 护理研究，2020，34（21）：3774-3778.

[3] 王凤林，周丰勤，王伟仙，等. 肝硬化肝性脑病患者饮食管理的循证实践 [J]. 护士进修杂志，2020，35（16）：1464-1468.

[4] 庞永丽，方蘅英，罗媛容，等. 肝硬化患者营养评估与管理的最佳证据总结 [J]. 中华护理杂志，2020，55（9）：1420-1425.

[5] 周丰勤，王伟仙，王凤林，等. 肝硬化肝性脑病患者饮食管理的最佳证据总结 [J]. 中华现代护理杂志，2019，25（30）：3877-3881.

（邓碧丽）

第三章　二级护理查房

第一节　二级护理查房的基本概念

二级护理查房是指上级护士（高级责任护士或护理组长）对下级护士（初级责任护士）护理患者的情况进行护理查房，确保临床护理质量。每周组长带领管床护士对本组患者查房1次，新入院的患者当日或次日查房1次。组长听取病情汇报并亲自查体后进行评价并提出指导意见，对护理程序实施的薄弱环节进行督促指导并协助解决护理疑难问题。

第二节　二级护理查房的流程

二级护理查房的流程一般包括查房前准备、导入、汇报病情、问诊、体查、了解护理问题并提出护理措施、总结等环节，详见图3-2-1。

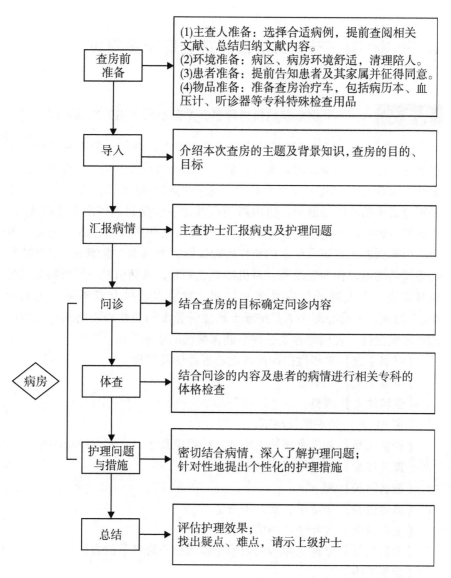

图 3-2-1 二级护理查房的流程

第三节　二级级护理查房个案模式

案例一　一例老年性白内障患者术前心理评估的护理查房

【前言】白内障是指晶状体代谢紊乱而引起混浊的一种眼科疾病，可由老化、遗传、免疫代谢异常、辐射、局部性的营养不足、中毒和外伤等多种因素诱发[1]，其中以年龄相关的老年性白内障多见，是目前多数中老年患者失明的主要原因。白内障超声乳化手术是目前国际上比较先进、有效的一种白内障复明手术。[2-3]由于白内障疾病本身致患者视力发生改变，引起患者出现不同程度的负性心理情绪，如焦虑、抑郁等，这些负性心理情绪均可以作为应激源，对机体造成刺激，从而引发一种非特异性的应激反应，大大降低免疫系统的功能，对手术效果有着不可忽视的影响。[4]因此，术前心理评估及护理干预缓解患者的负性心理情绪能有效提高手术安全性，在同等客观条件下确保最佳的手术疗效。[5]

【查房主题】老年性白内障术前心理评估及护理。
【查房形式】二级查房。
【查房地点】眼科。
【主 查 人】护理组长小刘。
【参加人员】初级责任护士小钟、护理组长小刘、实习护生小张。
【查房日期】2021 年 7 月 1 日。
【查房时长】30 min。
【患者资料】吴某某，女，70 岁。
【主要诊断】老年性白内障。
【查房目标】掌握老年性白内障患者术前心理评估的方法。
【查房内容】

◆进入病房前

护理组长小刘：小钟，你今天分管 1～8 床的患者，护理过程中有遇到什么困难吗？

初级责任护士小钟：刘老师，有的，8床患者明天要进行手术了，情绪比较紧张，上午SAS评分是65分，属于中度焦虑。我们已经做了常规的术前宣教，该宣教和指导的内容都讲解过了，但是患者对手术的顾虑还是未能得到很好的改善，请刘老师帮我看看这个患者。

护理组长小刘：好的，在查房前，大家要了解白内障疾病患者术前的心理特点。白内障疾病是我们科室的常见病、多发病，也是眼科疾病中致盲率最高的疾病。随着人口老龄化，老年性白内障患者逐年增加，目前主要以手术治疗为主。[6]据文献报道，老年患者的心理较为敏感，围手术期容易出现焦虑、恐慌及不安等负性情绪，影响术前准备的完善以及术中的配合程度，从而影响手术的成功率；围手术期关注患者的心理状况，尤其术前对患者的不良情绪进行干预，对减轻术后不良反应及提高患者手术成功率尤为重要。[7]因此，今天小钟提的这个问题非常好，这是让我们科室很多新入职护士感到棘手及困惑的问题。下面我们一起去看看这个患者，请小钟简单汇报一下患者的病史。

初级责任护士小钟：谢谢组长，下面我将从以下几个点进行病史汇报。

（1）一般资料：患者吴某某，女性，70岁，文化程度为小学，主要照顾者为配偶。

（2）主要诊断：①老年性白内障；②高血压；③2型糖尿病。

（3）主要病情：自诉视物模糊，看远及看近均不清楚，光线明亮时视力下降明显，光线暗时视力有所提高，配镜矫正视力无改善；神志清，生命体征正常；血压、血糖控制良好，无药物及食物过敏史；已完善术前眼科检查，拟明日表面麻醉下行左眼白内障超声乳化摘除＋人工晶体植入术。

（4）主要的辅助检查及阳性结果：眼科检查显示，右眼视力0.08，眼压14 mmHg；左眼视力0.4，眼压15 mmHg。双眼晶状体皮质混浊，核硬度Ⅲ级，左眼瞳孔区片状囊膜剥脱，后囊下混浊；双眼眼底检查为视盘边界清，色淡红，杯盘比（C/D）约0.3，视网膜动静脉直径比（A/V）约2/3。（见图3-3-1）

（5）用药情况：苯磺酸左旋氨氯地平片2.5 mg qd，二甲双胍0.25 g tid，拜糖平100 mg tid。

（6）主要护理问题：ADL评分95分，跌倒评分4分，营养筛查无风

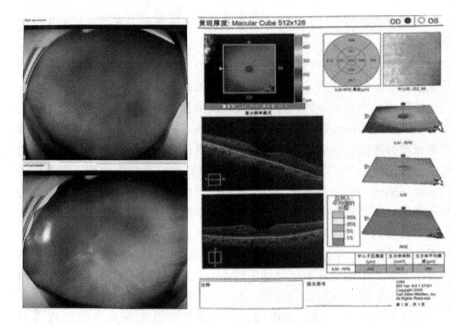

图 3-3-1　眼部影像学检查结果

险，SAS 评分 65 分，二级护理，心理护理，测血压 bid，测四段血糖。

护理组长小刘：汇报得很详细，大家还有补充吗？（大家示意没有补充）这是个高龄女性患者，既往有高血压、糖尿病等多种基础疾病。小钟，你对患者做术前评估，有了解患者近期的血压、血糖波动情况吗，还是只是依据患者自诉说正常就评估为正常呢？

初级责任护士小钟：患者日常有自我监测血压、血糖的习惯，我查看了他的记录本，血压波动于 120～140/80～90 mmHg，空腹血糖波动于 6～7 mmol/L，餐后 2 小时血糖波动于 7.2～7.8 mmol/L。

护理组长小刘：好的，大家要注意对患者自诉的疾病情况的真实性进行综合评估，这些会影响到手术后的康复。从目前的评估来看，患者术前基本情况还是比较好的。白内障患者大多数在了解手术相关的注意事项后，焦虑的程度会有不同程度的减轻，对我们的信任度也会增加，能较好地配合手术，但是也有部分患者接受我们常规术前护理后，仍然表现出较高程度的焦虑，这时候我们只提供常规宣教是不够的。那么我们应该怎么做呢？在查看患者之前，我需要强调的是，我们对患者进行的心理评估和

第三章 二级护理查房

干预措施要有针对性,要根据疾病的特点,以及干预对象的年龄、病史等具体问题具体分析,做到个体化。现在我们大家一起再去查看一下患者。

◆ **进入病房后**

初级责任护士小钟:吴阿姨,您好,我是您的主管护士小钟,今天带着我们的护理组长小刘及同事们一起过来了解一下您现在的情况,看看术前有什么问题需要我们帮您一起解决的,好吗?

吴阿姨:好的,谢谢你们。我真的好紧张。

初级责任护士小钟:刘老师,吴阿姨入院之后所监测的血压、血糖情况都比较理想,我们常规对吴阿姨进行了术前准备及术前宣教,但吴阿姨还是对手术有较大的顾虑。

护理组长小刘:好的,小钟,我们一起帮帮吴阿姨,让她有信心配合好手术。吴阿姨,请您信任我们,我们这里有专业的医生和护士,我们会一起为您确定最适合您的治疗方案。现在我们先来检查一下您的眼睛,好吗?

吴阿姨:好的。

护理组长小刘:吴阿姨,除了看东西比以前模糊外,您还有其他不舒服吗?

吴阿姨:没什么其他特别的。

护理组长小刘:小钟,体查有异常吗?

初级责任护士小钟:没特殊。

护理组长小刘:好的,小钟给吴阿姨做了哪些体查?

初级责任护士小钟:视诊:眼部外形,眼眶对称,眶缘无肿物;嘱患者看手指方向,眼球运动正常;用拇指下拉眼睑,眼睑无内外翻,结膜无充血水肿,结膜囊清洁无异常分泌物,泪点位置正常,泪囊区无红肿无分泌物,巩膜无黄染。触诊:从内向外轻触眼眶周边,无压痛。

护理组长小刘:小钟,你的体查还是比较规范的,但是有一点忽略了——白内障手术属于内眼手术,围手术期更需要关注术后眼内炎发生风险的评估,术前评估中排除眼部炎症尤为重要。除了一般的视诊,我们还要关注泪道情况,要评估泪囊区有无压痛,泪点有无分泌物,确保无炎症的情况下才能进行手术治疗。

初级责任护士小钟:明白了。(进行视诊检查泪点的情况)刘老师,吴阿姨的泪点无分泌物，应该是没有炎症。

护理组长小刘：好的，吴阿姨，通过我们对您疾病情况的了解，您的身体情况是适合进行手术的，预计您的手术安排在明天进行。您现在感觉怎么样？

吴阿姨：紧张啊，昨晚都睡不好。第一次手术，也不知道手术怎么做，又怕做了手术，还是看不到。还有，这个手术痛不痛的？手术要做多久啊？我最怕痛了！

初级责任护士小钟：我给患者做术前准备时已经简要给她介绍了手术过程，但是患者还是很担心。

护理组长小刘：吴阿姨可能对手术过程不太了解，小钟，你用模具或手术视频给她介绍了吗？

初级责任护士小钟：没有，时间有些仓促。

护理组长小刘：眼睛是较小的器官，不通过仪器人们只能看到眼睛的外观，无法想象里面的构造。白内障是内眼手术，我们有必要利用模具或手术视频对患者进行讲解，患者才能对手术有更清晰的了解。现在我们利用模具对吴阿姨再进行一次手术过程介绍吧。（面向患者）吴阿姨，不用紧张，别担心，放松心情有利于手术。今天上午我们已经初步了解你的情况了。白内障是很常见的眼科疾病，近年来，白内障手术已经开展得非常成熟，成功率也很高，我们科每年的白内障手术量有近千台，患者在术后都有比较好的视觉改善。另外，白内障手术切口只有 3 mm，一般是没有什么疼痛感的。先让我给您介绍一下手术过程（利用眼球模具讲解）。（图 3-3-2）

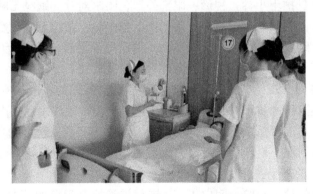

图 3-3-2 病房主查人介绍眼球解剖模型

吴阿姨：听你们这样说，我放心多了。但听说做完手术还会复发？

护理组长小刘：小钟，您知道吴阿姨所说的复发是什么并发症吗？你来给吴阿姨解释一下。

初级责任护士小钟：一般白内障术后是不会复发的，如果术后视力下降，并不是白内障复发了，而是发生了一种常见的术后并发症——后发性的白内障，多在术后2年内出现，概率约为30%，但您对此不必过于担心和紧张，现在使用的人工晶体质量越来越好，后发性白内障的发生概率也越来越小。它的发生跟个人体质有重要关系，就算发生了，也会有比较好的治疗方法。

吴阿姨：原来如此，之前听别人说会复发，我还犹豫这手术要不要做呢。还有呀，我今天入院后为什么还要做那么多眼科检查呀，是不是因为我身体有其他毛病呀？这会不会影响我的手术呀？

责任组长小刘：小钟，吴阿姨做了哪些检查？

初级责任护士小钟：就是常规的白内障全套的检查项目。

责任组长小刘：吴阿姨，不是您想的这样。您今天上午做的检查都是这个手术常规需要做的检查，其中一部分检查的结果是用来测算将要给您置入的人工晶体的度数的，包括眼轴的长度、角膜曲率、前房深度、角膜直径等。另一部分的检查是为了确保您的手术安全，像角膜内皮检查，因为术中的超声乳化产生的能量会波及角膜内皮，如果术前有内皮病变就容易引起角膜的水肿，甚至是不可逆的，会对术后的视力造成严重的影响。所以，每项检查都有它的目的和意义，如果检查结果有异常以致会影响手术的，我们会第一时间跟您沟通的，请您放心。

吴阿姨：哦，我对你们还是很信任的，但是我有糖尿病，听说糖尿病患者做完这个手术还是会看不清。

护理组长小刘：吴阿姨，您放心，糖尿病对视力的影响主要是眼底血管病变造成的。在给您做的检查中，其中一项就是眼底检查，做这项检查的目的就是要排除眼底有没有合并一些影响术后视力提升的合并症，您的检查结果还是在可控范围内的，术前医生会全面综合评估您的身体状况后选择符合您的个性化的治疗方案。我这样说，您能理解吗？

吴阿姨：现在明白了。听了这些，我放心多了，原来你们有这么完善的准备。

护理组长小刘：吴阿姨，听了我们介绍，想必您没有那么紧张了吧？

吴阿姨：嗯，现在心情轻松很多了。

护理组长小刘：小钟，对于比较紧张的患者，我们还能通过什么办法帮助他们呢？

初级责任护士小钟："三线放松疗法"。

护理组长小刘：是的，有证据表明，"三线放松疗法"可改善手术患者睡眠质量，减轻疲劳程度，值得临床推广。小钟，你现在教教吴阿姨，好吗？

初级责任护士小钟：吴阿姨，我们来试一下。就是把您的身体分为两侧、前面、后面几个部分。我说到一个部位，您就思想集中到哪个部位，心里默念"松"，并有意识地再注意下个部位，依此类推，回到最初的部位为一个循环，每个循环 5～6 min，根据您的情况来确定循环次数，一般 2～3 个循环。

吴阿姨：好，等会儿我再多试几次。

护理组长小刘：吴阿姨，上午钟护士已经给您介绍了术前及术中需要配合的事项，不知道您还记不记得？

吴阿姨：要换好患者服，滴眼药水，其他的记不清了。

护理组长小刘：小张，你帮吴阿姨回顾一下，加深一下吴阿姨的印象。

实习护生小张：吴阿姨，我们一起来回顾一下术前您要注意的地方以及术中配合的方法。今晚做好个人清洁卫生，戒指取下来交给家属保管，明天早上可以吃早餐，但要在床位不能离开病房，术晨要滴散瞳的眼药水。在术中需要您眼球保持不动来配合医生手术，使手术可以顺利进行，提高手术的成功率。现在跟着我一起做，将手指放于眼前方，盯着看，保持眼球尽量不动，每次坚持 1 分钟。

护理组长小刘：还有要补充的吗？

初级责任护士小钟：我们也宣教了散瞳注意事项。

护理组长小刘：好的。我们都知道术中打喷嚏是手术的禁忌，患者有鼻咽癌病史，治疗后鼻炎发作的频率、严重程度及缓解程度大家是否有评估？如果患者术中突发咳嗽、打喷嚏，怎么办？

初级责任护士小钟：患者时有鼻塞、流鼻涕，无打喷嚏症状，予布地奈德喷剂 bid 喷鼻后能缓解。另外，我们需要教会患者做减震训练，防止因打喷嚏引起的强烈震动致眼内压的升高。吴阿姨，我们教您做一下：如想咳嗽或打喷嚏时用舌尖抵住上颚,术后咳嗽用手指按鼻翼或人中穴,深呼吸。

吴阿姨:哦,我应该可以做到的。

护理组长小刘:吴阿姨,我相信您现在对整个手术的过程都有比较清晰的了解了,请您放轻松,晚上早点休息,以最好的状态去配合手术,好吗?

吴阿姨:好的,详细了解了整个手术过程,而且知道原来手术前医生和护士还要做那么充分的准备,我现在不会那么害怕了。谢谢你们!

护理组长小刘:感谢您的配合,如果有什么事情需要我们帮忙的,可以随时呼叫我们。

◆ 出病房

护理组长小刘:老年性白内障的患者群是老年人,相关文献报道,老年人群是一个特殊的疾病群体,受年龄、文化背景、性格等影响,老年人对疾病知识的理解力较差、对手术风险的担忧更甚、对自我情绪的调控能力存在缺陷,围手术期易出现较为严重的负性情绪。[8]因陌生的治疗环境而产生焦虑等不良情绪或对手术存在的认知盲区均可降低患者对手术成功、视力提升的信心,这将直接影响治疗预后。为此,我们的护理评估要个性化,根据病史、病情进行针对性的健康宣教、情感疏导、认知干预等。这种能力是建立在良好的专业底蕴基础上的,大家要注意提升自己的专业内涵,提升我们的专科能力。[9]好的,今天针对老年性白内障的护理查房先到这里。大家都知道,先天性白内障是白内障的另一种重要的类型,是儿童可治性盲的首位病因。先天性白内障的护理有什么特殊性?针对现在的17床患者的护理,我自己也有些疑问,准备请护士长和专科护士进行查房指导,大家回去请先学习相关内容,本次查房到此结束,谢谢大家的积极参与!

参考文献

[1] 马斐飞,王玉娟,陈拥军,等.六西格玛理论的健康教育对青光眼合并白内障手术患者心理状态及自我管理能力影响[J].中国健康心

理学杂志，2021：1-9.
[2] 任宁，孙丽霞，崔红，等. 不同大小角膜微切口超声乳化白内障摘出术对术后角膜愈合过程的影响 [J]. 中华实验眼科杂志，2021，39 (4)：319-326.
[3] Dorairaj S, Balasubramani G K. Corneal Endothelial Cell Changes After Phacoemulsification Combined with Excisional Goniotomy with the Kahook Dual Blade or iStent: A Prospective Fellow-Eye Comparison [J]. Clinical ophthalmology (Auckland, N. Z.), 2020, (14)：4047-4053.
[4] 欧阳浪，鲁群英，叶勇，等. 白内障患者超声乳化联合人工晶体植入的围手术期心理护理分析 [J]. 临床医学工程，2017，24 (06)：855-856.
[5] 曹靖华，史小丽，叶丹. 情绪安抚护理在白内障超声乳化术中的应用及效果 [J]. 当代护士（中旬刊），2021，28 (03)：78-80.
[6] Flaxman S R, Bourne R, Resnikoff S, et al. Global causes of blindness and distance vision impairment 1990-2020: a systematic review and meta-analysis [J]. Lancet Glob Health, 2017, 5 (12)：e1221-1221, e1234.
[7] 袁财莉，郝廷静，刘娇. 术前语言安抚配合心理护理干预对白内障手术患者的影响 [J]. 齐鲁护理杂志，2020，26 (18)：57-59.
[8] 祁克蓉，邵静艳，孙文君，等. 三线放松疗法对胃癌术后患者睡眠质量和情感状况的影响 [J]. 齐鲁护理杂志，2018，24 (12)：22-24.
[9] 郭凤珠，蔡惠贞. 医护一体化模式下白内障超声乳化吸出联合人工晶体植入术的精准护理 [J]. 护理实践与研究，2017，14 (16)：69-71.

（唐丹）

案例二　一例椎管内肿瘤患者术后脑脊液漏的护理查房

【前言】人体全身肿瘤中脊柱肿瘤占6%～10%，不管是骨肉瘤、骨样骨瘤，还是动脉瘤样骨囊肿、转移性骨肿瘤都有出血相对较多、并发症多等特征，其中脊液漏是常见并发症之一[1]，其主要症状是因颅压低而引起头痛、呕吐[2]。脊柱肿瘤可引起患者剧烈疼痛或瘫痪，且手术复杂、手术创面大、手术时间长，脑脊液漏又可以引发更多的问题，如卧床时间延长、引流时间延长等，增加患者深静脉血栓发生的概率，甚至增加颅内感染发生的概率等。因此，术后早期做好患者的评估与护理可大大提高患者的快速康复及改善其生活质量。[3-4]

【查房主题】椎管内肿瘤术后脑脊液漏。
【查房地点】脊柱外科。
【查房形式】二级查房。
【主 查 人】护理组长小梁。
【参加人员】初级责任护士小陈、护理组长小梁、护生小张。
【查房日期】2021年4月17日。
【查房时长】30 min。
【患者资料】冯某某，女，25岁。
【主要诊断】腰椎椎管内占位。
【查房目标】掌握脑脊液漏的评估及护理。
【查房内容】

◆ 进入病房前

护理组长小梁：脑脊液漏在我科较为常见。一旦出现脑脊液漏，会带来一系列的问题，如引流时间延长、感染率增加、营养失调、电解质紊乱等，主要症状表现是患者头痛剧烈，严重影响患者生活及康复。昨天，我们组16床患者就出现了脑脊液漏的并发症，该患者的管床护士是小陈。小陈，你在护理这位患者时有没有遇到什么困难呢？

初级责任护士小陈：谢谢梁老师，我在护理这位患者时确实遇到很多问题。虽然已按照我科脊柱肿瘤术后并发脑脊液漏护理常规进行护理，但患者的头痛、呕吐、体位及心理方面的护理效果仍然不理想，需要上级老师给予指导。

护理组长小梁：脑脊液漏是脊柱手术后常见的并发症，脊柱手术并发脑脊液漏绝大多数可经过适当的保守治疗得到控制，但前提是必须早发现、早诊断以及进行适当的治疗和护理。因此，我们应该重视脑脊液漏的发生，掌握其观察方法和护理措施，正确合理地运用相应的术后护理措施，保障脊柱术后并发脑脊液漏患者的安全，以利于患者的康复。接下来，由小陈进行病史汇报。

初级责任护士小陈：

（1）一般资料：6 床患者，冯某某，女，25 岁，文化程度为本科，未婚，银行职员，由母亲照顾，珠海医保，家庭经济状况较好。

（2）主要诊断：腰椎椎管内占位。

（3）主要病情：2021 年 4 月 13 日送手术室，在全麻下行腰椎椎管减压、椎管肿物切除、后路椎弓根钉内固定术，术后留置伤口引流管、尿管及 CVC 各 1 条，均固定通畅，现为术后第 4 天。昨日上午 8：00 至今早 8：00，患者伤口引流管引出淡黄色液体 400 mL，患者呕吐胃内容物 2 次，主诉头部持续疼痛。患者今早主诉头痛剧烈，仍有恶心呕吐症状。

（4）主要的辅助检查及阳性结果：血红蛋白 93 g/L↓，白细胞计数 12.7 $\times 10^9$ L^{-1}↑。部分实验室及影像学检查结果见图 3-3-3 至图 3-3-5。

（5）用药情况：消炎、防脱水、镇痛。

（6）主要护理问题：一级护理，ADL 评分 10 分，Braden 评分 17 分，VAS 疼痛评分 7 分。

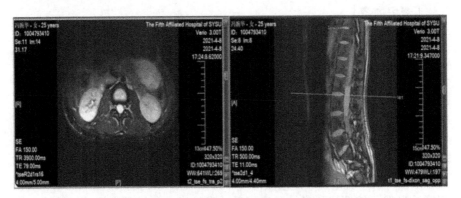

图 3-3-3　MR 影像

护理组长小梁： 汇报得很详细，但是在整个病史汇报中，没有重点关注患者疼痛的情况、引流液变化与疼痛的变化。该患者病史的特点是：年轻患者，脊柱肿瘤较大，手术创伤也大，伤口较长，术后还出现剧烈头痛等不适。因此，术后及时发现患者脑脊液漏并予有效的处理，对减轻患者症状，促进患者早日康复尤为重要。另外，该患者存在非常大的心理问题，担心预后不佳。接下来，我们进病房一起查看并了解患者的情况。

（单位：$10^9 L^{-1}$）

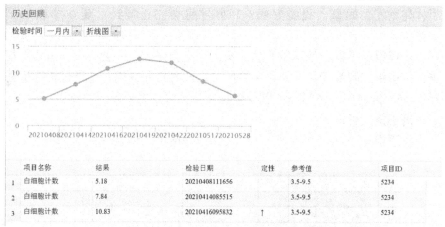

图 3-3-4　白细胞计数趋势

（单位：g/L）

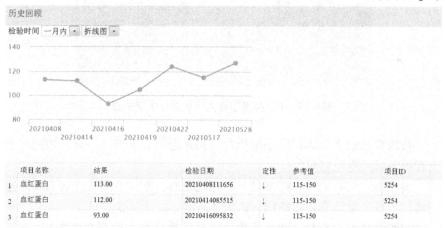

图 3-3-5　血红蛋白含量趋势

◆ 进入病房后

护理组长小梁：冯小姐，您好！我是您的护理组长小梁，今天带着管床护士小陈，还有我们的同事来看看您康复的情况。

冯小姐：好的，谢谢你们！我主要就是头痛，有时候痛起来太痛苦了，究竟怎么回事，我能好吗？1小时前吃完止痛药，现在才缓解了一些。

护理组长小梁：您不用着急，头痛一定会好的，一会我们一边帮您检查，一边跟您解释清楚。如果有疑问可以随时打断我们，整个过程大概需要15 min的时间，请问您可以配合吗？

冯小姐：可以。

护理组长小梁：那接下来小陈给您先做简单的体查（图3-3-6）。

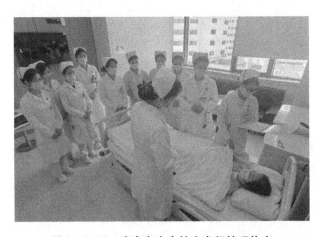

图3-3-6 病房主查人给患者行护理体查

初级责任护士小陈：冯小姐您好，我是您的管床护士小陈。请问您晚上睡得怎样？胃口好吗？

冯小姐：头痛的时候睡不着，不想吃东西，没什么胃口。头痛起来连心情都不好，就是觉得很烦躁，昨天还恶心，吐了2次。

初级责任护士小陈：嗯，那我们来看看根据这个疼痛程度评分，1～3分为轻度疼痛（不影响睡眠），4～6分为中度疼痛（入眠浅），7～10分为重度疼痛（睡眠严重受扰，无法忍受），其中4分以上需要使用药物治疗，您觉得您现在的痛大概是几分呢？

冯小姐：现在大概是3分吧。

初级责任护士小陈：好的，我们会跟医生反应您的情况。那您呕吐是在什么情况下出现的呢？是喷射状的还是直接吐出来的？

冯小姐：就像平时那样感到恶心，就直接吐出来了，不是喷射状。

初级责任护士小陈：好的。梁老师，现在评估患者情况。视诊：患者神志清，对答切题，全身皮肤及黏膜正常，伤口敷料干洁，伤口周围无红肿热及压痛，引流管固定良好，引流出淡黄色液体约 50 mL，手术后几天的引流液颜色是正常的，呈淡黄色，术后第一、第二、第三天的引流量是 450 mL、300 mL 和 200 mL，有逐步下降的趋势。但是，患者总是觉得头痛很厉害，不知道还有什么方法能缓解冯小姐的头痛问题。

护理组长小梁：好的，冯小姐，根据刚才小陈的检查，我们基本了解了您的情况。您不用担心，康复是需要时间的，不能急。小陈，你刚才也体查完了，根据冯小姐头痛的情况，你采取了什么护理措施？

初级责任护士小陈：给予头低足高位，增加脑脊液的回流。另外，报告了医生，增加补液量及夹闭和定时开放引流管，也及时使用了扩张血管的药，现在引流量在逐日下降。

护理组长小梁：好的，其实小陈处理得还是挺不错的。但是，我们还可以做得更细致一些。在评估观察方面，还需要关注患者的意识、瞳孔、疼痛的部位及性质等情况。

初级责任护士小陈：哦，意识和瞳孔情况每天都有观察，都是正常的，疼痛的部位和性质我没太关注。

护理组长小梁：冯小姐，您的头痛一般是怎么痛的，是持续的还是间断的？

冯小姐：持续的。

护理组长小梁：痛的位置在哪，是整个头部还是集中在某个位置？

冯小姐：整个头都痛。

初级责任护士小陈：梁老师，冯小姐还碰到一个问题，就是长时间的头低足高体位使她觉得有点难受，还可以采取其他体位吗？

护理组长小梁：可以的，如果头痛有改善，我们可以协助冯小姐用平卧位（2 h）、俯卧位（1 h）交替变换的方法取代头低足高位。俯卧时伤口可以用沙袋加压，并且需要同时关注引流的速度，这种体位既可以控制引流的速度，也可以加快硬膜的修复。在引流管观察方面，还需注意引流袋的高度，不管是什么体位，引流袋的位置一定是低于伤口的，这么做的目的是避免液体的逆流导致颅内感染，但是，也要避免引流袋过低使大量脑脊液快速流出导致患者剧烈的头痛。小陈，现在夹管及输液是什么情况？

初级责任护士小陈：现在是夹 2 h 开放 1 h，昨天晚上 6 点至现在的 15 个小时，补液量为 2000 mL 左右。

护理组长小梁：好的，一般引流 3 天后，夹闭和开放时间比为 3∶1，引流 5 天后夹放比为 4∶1，引流 6 天后为 6∶1。根据患者的情况，今天可以按 3∶1 的方法，即夹闭 3 h，开放 1 h。夹管期间，做好观察，避免血肿的形成。补液量按原则来说是基本足够了。2000 mL 的液体大概维持了多久？

初级责任护士小陈：因为患者头痛明显，输液速度会稍快些，维持在 6～8 h，主要目的是促进脑脊液生成。

护理组长小梁：保证足够的摄入量是个很重要的措施，但是要注意尽量匀速，维持时间达到 12 h 左右。除了输液以外，要指导患者达到进食量的要求，比如说进水量达到 1500 mL，包括汤和淡盐水等。静脉补给和口服双管齐下，可以达到更好的效果。同时，在这个过程中要做好疼痛评估，还可以建议医生请康复科会诊进行针灸治疗。我们也可以根据患者疼痛的部位指导患者做穴位按摩，比如做太阳穴、风池穴、百会、丝竹空等穴位的按摩。还有个小细节，要关注患者排便情况，保持大便通畅，避免腹压增加的情况，这位患者已经 2 天未排大便了，需要指导患者行腹部按摩、饮水、进食蔬菜水果等富含纤维素的食物，若还未改善，则要及时通知医生处理。小陈，要好好总结今天查房的内容，执行下去。

初级责任护士小陈：好的，我明白了。

护理组长小梁：冯小姐请放心，您现在的情况在往好的方面转归，今天也根据您的情况调整了护理的方案，相信头痛的症状很快能得到缓解。您还有什么问题吗？

冯小姐：听你们说完我就放心多了，我也相信你们，暂时没什么了，谢谢你们！

护理组长小梁：好的，那您好好休息，有事可以按铃呼叫我们，我们也会定时来巡房的。谢谢您！

冯小姐：好的。

◆ 出病房

护理组长小梁总结：刚刚的查房，小陈对所管患者的病情还是很了解的，也非常积极地采取了相关的干预措施。根据小陈现在已做的宣教措施,我们还要进行更仔细的梳理及指导:首先,在体位管理方面,可以采取定时仰卧俯卧交替位,同时加上沙袋加压;其次,要结合摄入量的情况来决定补给量,包括补给方式及速度等,现在最新的研究是支持输液与口服液2种做法同时进行,这样有利于脑脊液的生成;最后,在疼痛处理方面,如果患者持续头痛,可采取中医针灸和穴位按摩等方法帮助患者缓解疼痛。该患者的实验室检查结果显示血色素偏低,为轻度的贫血,估计是与恶心呕吐影响了进食有关,只要头痛症状改善了,饮食跟上了,血色素也会得到纠正,我们下次也可以请相关的专科护士进行三级查房,指导如何快速地纠正血色素。

初级责任护士小陈:好的,谢谢梁老师的指导,让我们学习了新的知识。本次查房结束。

参考文献

[1] 李莉,佟静,崔维,等. 9例脊柱肿瘤术后并发症原因及护理[J]. 中国肿瘤临床与康复,2017,24(9):1145-1147.

[2] 郭彩艳. 29例脊柱肿瘤围手术期患者的护理[J]. 华北理工大学学报(医学版),2013,15(1):95-96.

[3] 李建民,李振峰. 中国脊柱肿瘤外科治疗存在问题及面临的挑战[J]. 中华骨科杂志,2018,38(10):577-579.

[4] 于滨生,郑召民,庄新明,等. 脊柱手术后脑脊液漏的治疗[J]. 中国脊柱脊髓杂志,2009(02):113-116.

(梁朝欣)

案例三 一例预防出血性脑卒中患者早期静脉血栓栓塞征的护理查房

【前言】 VTE是继缺血性心脏病和卒中之后位列第三的血管疾病,是引起额外死亡和医疗保健费用增长的第三大原因[1],是医学界公认的难以治愈的常见血管疾病,也是住院患者最常见的并发症。脑出血患者发生深静脉血栓形成(deep vein thrombosis, DVT)和肺栓塞(pulmonary embolism)的风险很高。两项全球性的临床实验显示,脑出血后DVT和肺栓塞的3个月发生率分别为1.1%~3.7%和1.1%~1.8%,且常于前两周内发生，并明显增加病死率。[2]

全球每年有80万人死于VTE相关并发症，而脑卒中住院患者DVT的发生率为21.7%，80%DVT病例无临床表现，发病率高、死亡率高、漏诊率高[3]，严重威胁人类健康，已成为世界性的公共健康问题。

【查房主题】 静脉血栓栓塞征的预防。

【查房形式】 二级查房。

【查房地点】 神经外科。

【主 查 人】 护理组长小邹。

【参加人员】 护理组长小邹，初级责任护士小王，护生小李、小吴，系统的病区护士长及骨干。

【查房日期】 2021年5月4日。

【查房时长】 30 min。

【患者资料】 周某某，男，48岁。

【主要诊断】 ①急性脑出血；②高血压2级。

【查房目标】 掌握DVT的评估和预防的护理要点。

【查房内容】

◆ 进入病房前

护理组长小邹：尊敬的护士长、各位老师，大家下午好！我是神经外科的小邹，这位是初级责任护士小王。今天由我们进行一次二级查房。首先，由初级责任护士小王进行简要病史汇报。

初级责任护士小王：各位老师，下午好！我们今天查房的对象是28床。以下是患者的病史资料。

（1）一般资料：周某某，男，48岁，文化程度为高中，职业为工人，主要照顾者为配偶，家庭经济条件良好，有珠海医保，家庭关系和睦。

（2）主要诊断：①急性脑出血；②高血压2级。

（3）主要病情：患者因"突发右侧肢体乏力伴恶心呕吐2小时"，于2021年5月3日急诊平车入院。入院时患者神志清，格拉斯哥昏迷评分（GCS）为15分，双侧瞳孔等大等圆，直径约2.5 mm，对光反射灵敏，言语含糊，口角向左歪斜，右侧肢体偏瘫，肌力为1级，左侧肢体肌力为5级，血压为150/101 mmHg，予持续心电监护及低流量吸氧，予一级护理，卧床休息，全流饮食。

（4）主要的辅助检查及阳性结果：5 月 3 日急查头颅非创伤性血管成像技术（CTA）示：①左侧基底节区新发脑出血并破入脑室；②双侧额顶叶、放射冠、基底节、岛叶多发缺血、梗死灶。检验结果：D－二聚体 429 ng/mL↑，凝血酶原时间 12.7 s↑，国际标准化比值 1.19↑。5 月 4 日急查头颅 CT 示：左侧基底节区脑出血未见增多。部分检验结果见图 3－3－7。

（5）用药情况：予降低颅内压、控制血压、改善脑循环、预防癫痫等治疗。患者既往有高血压病，服用“波依定”，血压控制尚可。

（6）主要护理问题：一级护理，患者的 ADL 评分 25 分，Braden 评分 14 分，洼田饮水试验 1 级，Caprini 血栓风险评估 8 分，营养风险评估 2 分。Caprini 血栓风险评估 8 分，是 DVT 的高发人群。这两天我做了一些宣教，但如何更有效地预防 VTE 的发生，是让我比较困惑的问题。希望通过这次查房，组长能帮助我解决这个问题。

0000383717　周晓珲　男　48岁　28床　血浆　100470012100　神经外科住院

结果信息(7项)　结果描述　报告单　图形图像(0)　申请项目　**双击项目查看历

		诊疗项目	项目名称	结果	定性	历史结果	参考值	单位
1	☐	*凝血功能检测(感染科专用)	凝血酶原时间	12.70	↑	11.90	9.4-12.5	秒
2	☐		国际标准化比值	1.19	↑	1.10	0.8-1.15	
3	☐		凝血酶原活动度	90.00			70-130	%
4	☐		活化部分凝血活酶时间	29.80		31.20	25.1-36.5	秒
5	☐		凝血酶时间	14.50		16.00	10.3-16.6	秒
6	☐		纤维蛋白原	3.55		2.54	2.38-4.98	g/L
7	☐		D-二聚体	429.00	↑	194.00	0-243	ng/ml

图 3－3－7　D－二聚体、凝血功能检查结果

护理组长小邹：好的，初级责任护士小王对患者病情的汇报挺全面的。接下来，我们一起进病房查看患者的情况。

◆进入病房后

护理组长小邹：周先生，下午好！我是邹护士，我带了管床护士小王

和同事们过来看看您术后康复的情况。您昨晚睡眠怎么样？现在有哪里不舒服吗？

周先生：我昨晚睡得还好，但现在感觉有点头晕，右侧身体也动不了。

护理组长小邹：嗯，您感觉有点头晕，右侧肢体不能活动。那双下肢的感觉如何？肢体有无麻痹、疼痛感？

周先生：暂时没有。

护理组长小邹：好的，周先生，我们现在需要检查一下您的四肢肌力情况。

初级责任护士小王：周先生，现在请您将双上臂抬起，我用手往下压，您试着跟我对抗；用同样的方法，把您的双脚抬起，跟我的手对抗。通过对您四肢肌力的评估，您的右侧肢体肌力为1级，左侧肢体肌力是5级，现在右边肌力差一些，但不用太担心，我们可以通过早期康复训练慢慢恢复。

周先生：嗯嗯。

初级责任护士小王：我再检查一下您的双下肢情况［通过"一问、二看、三摸、四测、五查"来体查。一问——询问患者的自我感觉情况，是否有胀、痛等不适感；二看——观察患者双下肢皮肤颜色及有无肿胀等；三摸——用指腹触摸患者足背动脉搏动情况；四测——用皮尺测量患者的大小腿围；五查——主要查Homans（直腿伸踝试验）征和双下肢的感觉，使用叩诊锤体查。其中，测量腿围的方法是让患者取平卧位，卷起裤腿，大腿腿围是测量髌骨的上缘15 cm，小腿腿围是测量髌骨的下缘10 cm，环绕1圈，用油性笔标记画出皮尺宽度的上下双线标记，便于固定皮尺摆放位置，严格按照标记位置测量[4]］。邹老师，通过刚刚的检查，周先生除了右侧肢体肌力1级外，其他的体查均是正常的，腿围的值与之前测量的值无明显的变化。（图3-3-8）

护理组长小邹：好的，小王，你刚刚提到DVT的预防。那你知道DVT形成的高危因素有哪些吗？

初级责任护士小王：血液淤滞、血管壁的损伤、血液高凝状态等。

护理组长小邹：对的，这三大因素是患者形成DVT的高危因素。我们现在临床上使用的是Caprini血栓风险评分表，它将VTE的高危因素分为七个方面。①年龄情况：41～60岁1分，61～74岁2分，75岁以上

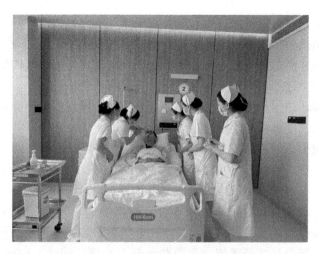

图 3-3-8　主查人给患者做体格检查

3 分。② 卧床情况：卧床时间小于 72 h，持续步行小于 30 步是 1 分；卧床时间大于 72 h，持续步行小于 30 步是 2 分。③ 现病史因素：下肢肿胀、下肢静脉曲张、长期使用激素等。④既往病史因素：1 个月内有急性心肌梗死、大于等于 45 min 的手术、下肢骨折或手术、VTE 家族史等。⑤辅助检查相关因素：狼疮抗凝物阳性、高凝状态等。⑥手术相关因素。⑦女性患者相关因素：怀孕、口服避孕药等。你觉得周先生的高危因素有哪些？

初级责任护士小王：我觉得周先生的高危因素有：① 年龄（1 分）；② 限制性卧床大于 72 h（2 分）；③ 卒中（小于 1 个月）（5 分）。总分值为 8 分。

护理组长小邹：还有一个就是血液高凝状态，患者的 D-二聚体值偏高，加 3 分。所以，患者的 Caprini 血栓风险评分应该为 11 分，说明这是一个高危 VTE 患者。

护理组长小邹：针对患者的情况，你目前做了哪些护理措施？

初级责任护士小王：我有指导患者做以下三个方面的措施：①做床上功能锻炼，一天 2 次，每次 20 min。②进行间歇充气加压治疗，一天 2 次，每次 20 min。③ 定时测量腿围。

护理组长小邹：好的，周先生，刚刚我们小王说的这几点，你有在做吗？

周先生：有时候有做，但有时候觉得累，就没有做。

护理组长小邹：小王，我们根据患者的情况制订了相应的护理措施，患者能理解，但是比较难落实。为了方便护士更好地跟踪落实情况，我们可以制订一个计划表，要求当班护士每天提醒患者执行。

初级责任护士小王：好的，等会我制订一个详细的护理计划表，挂在患者的床头，便于护士交接班。

护理组长小邹：根据目前最新的指南预防 VTE 强调早期、全程，方法有基本预防、物理预防和药物预防。[2,4]我们根据患者的 Caprini 血栓风险评分进行相对应的护理措施。Caprini 血栓风险评分 0～2 分，建议机械预防；Caprini 血栓风险评分 3～4 分，建议物理预防；Caprini 血栓风险评分大于或等于 5 分，建议药物预防联合物理预防。基本预防包括：患者教育、早期活动和功能锻炼、避免脱水和不必要的制动。物理预防包括：足底静脉泵、间歇充气压缩泵。药物预防可以使用低分子肝素、磺达肝癸钠。针对周先生的情况，有哪些适合他的护理措施呢？第一，增加患者踝泵训练，一天 2 次，每次 20 min。周先生基底节脑出血，出血量达 25 mL，中线有轻微移位，但是为了降低患者的颅内压，减轻脑水肿，我们要暂让他卧床 1 周。我们可以通过增加患者的早期床上活动，做好患者的基本预防措施。第二，中国脑出血诊治指南指出，对易发生深静脉血栓的高危患者，血肿稳定后可考虑发病后 1～4 d 适当地使用药物预防。周先生 5 月 4 日急查头颅 CT，结果显示左侧基底节区脑出血未见增多。针对此结果，可以用小剂量低分子肝素或普通肝素预防 DVT，但应注意出血的风险[2]。第三，鼓励患者抬高患肢，特别是瘫痪侧肢体，禁止腘窝及小腿下单独垫枕。第四，做好相关的宣教，每日喝水 2000 mL，控制血糖血脂，定期复查，早期主动活动，禁忌在下肢静脉穿刺[2,5]，尤其是左侧。

初级责任护士小王：为什么要特别避免左下肢穿刺？

护理组长小邹：下肢血栓发生率是上肢的 3 倍，而左下肢发生 DVT 的概率是右下肢的 8 倍，造成左下肢多发的原因是腔静脉与左髂静脉在解剖上成钝角，与右髂静脉成锐角；右髂总动脉走行于左髂静脉前面，对它有压迫。另外，周先生右下肢偏瘫，我们可以协助他进行右下肢环抱挤压运动。除此之外，我们还需要观察患者呼吸情况，警惕不明原因的呼吸困难、气促等肺栓塞表现[5]，指导周先生做深呼吸和有效咳嗽动作。卧床可致肠蠕动减弱,排便习惯改变,患者容易出现便秘,我们还要指导患者进食低盐、低脂、高维生素、富含纤维素的食物,避免用力排便、剧烈咳嗽等引起静脉压升高的动作[6]。也有一些新的方法,比如改良版踝泵运动——八段操。

初级责任护士小王:好的,老师。

护理组长小邹:周先生,具体的措施,我们待会儿过来为您进行详细说明和指导,并做好跟踪,谢谢您的配合!

周先生:太好了,谢谢你们!

◆ **出病房**

护理组长小邹:现在由我对本次查房进行总结。通过这次查房可以看出,小王对所管患者病情比较熟悉,更难得的是,她因对患者的护理有疑问而主动提出上级护士指导查房,帮助患者解决问题。周先生后续的护理重点是踝泵运动、怀抱挤压运动及每天 2000 mL 的饮水量。相信通过本次查房,大家对患者 VTE 的预防有了更深的认识。目前,国内外学者统一推荐的有效预防 VTE 的方法,包括基本预防、物理预防和药物预防,并对低危、中危、高危人群进行分层阐述,以提高医护人员和患者的预防意识,有效降低静脉血栓栓塞征的发病率。[6]因此,脑卒中患者 DVT 的早期预防尤为重要。DVT 的早期预防需要医生、护士、患者家属及康复技师等多学科及多方位的共同协作才能做好。本次查房结束,谢谢大家的积极参与!

参考文献

[1] 李松杰,徐英杰,王雁南. 静脉血栓栓塞症的影像学研究进展 [J]. 中国中西医结合影像学杂志,2020 (18): 101 - 103.

[2] 中华医学会神经病学分会,中华医学会神经病学分会脑血管病学组. 中国脑出血诊治指南(2019)[J]. 中华神经科杂志,2019 (52): 994 - 1005.

[3] Chopard R, Albertsen I E, Piazza G. Diagnosis and Treatment of Lower Extremity Venous Thromboembolism: A Review [J]. JAMA, 2020, 324

(17): 1765-1776.

[4] 中国静脉介入联盟,中国医师协会介入医师分会外周血管介入专业委员会. 下肢深静脉血栓形成介入治疗护理规范专家共识[J]. 介入放射学杂志, 2020, 29: 531-540.

[5] 中华医学会神经外科学分会,中国神经外科重症管理协作组. 中国神经外科重症管理专家共识（2020版）[J]. 中华医学杂志, 2020, 100: 1443-1458.

[6] Anderson D R, Morgano G P, Bennett C, et al. American Society of Hematology 2019 guidelines for management of venous thromboembolism: prevention of venous thromboembolism in surgical hospitalized patients [J]. Blood Adv, 2019, 3 (23): 3898-3944.

（邹琴）

第四章 三级护理查房

第一节 三级护理查房的基本概念

三级护理查房指护士长查房，每周1～3次，危重特殊病例随时查。三级护理查房主要查一级护理、特级护理、病危、疑难病例等病例，程序和方法基本同二级查房。查房内容包括患者身心评估符合率、护理诊断/问题及护理目标的确切率、护理措施到位率及合格率、健康教育覆盖率和合格率、患者对护理工作的满意度、病历书写合格率等，对查房中发现的问题进行评讲，指导专业组长、管床护士正确制订和修改护理计划。三级护理查房是护理工作中一项有实践指导意义和临床教学意义的护理活动。查房目标是提高护士分析护理问题和解决护理问题的综合能力。

三级查房形式：一是以患者为中心的整体护理的个案护理查房；二是针对专科危重、疑难、少见病例护理中的难点查房。

查房结构可根据病区护理人员职称结构确定：①由副主任护师作为主持人组织的三级查房；②由病区护士长为主持人组织的三级护理查房；③由专科护士为主持人组织的三级护理查房。

第二节 三级护理查房的流程

三级护理查房的流程一般包括查房前准备、导入、汇报病情、问诊及体格检查、重新发现疑难问题、分析并解决护理问题、评价及总结等环节，详见图4-2-1。

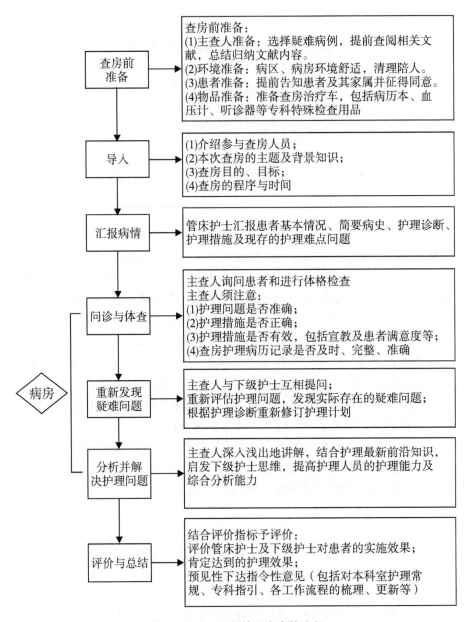

图4-2-1 三级护理查房的流程

第三节　三级护理查房个案模式

案例一　一例乳腺癌患者术后淋巴水肿的三级查房

【前言】最新数据显示，乳腺癌已经成为全球第一大癌症，每年新增患者达226万人。在中国，乳腺癌仍为女性首发的恶性肿瘤，2020年乳腺癌的新发病例为42万人，患者的发病年龄也逐渐呈年轻化趋势[1]。乳腺癌相关淋巴水肿（breast cancer related lymphedema，BCRL）是乳腺癌手术后常见的并发症之一。据文献报道，BCRL发生率较高，可高达65%，其形成机制是由于腋窝淋巴受损引起淋巴回流受阻导致上肢组织中淋巴液积聚，组织继发不可逆的纤维化增生、脂肪聚积、角质细胞增多与炎症反应等病理改变[2-4]。淋巴水肿常伴患者终生，导致患者终身需忍受患肢外观异常、疼痛、麻木、乏力、反复感染、患肢功能障碍等，严重影响患者生活质量，加重患者恐惧、焦虑、抑郁等情绪反应，并增加费用[5-6]。目前，国外已出现可以减少或预防性纠正淋巴中断的创新手术技术，如腋窝反向映射和淋巴-静脉吻合术，但该手术方式目前在乳腺癌患者中仍然应用得较少。现通过临床工作者在术后对患者的淋巴水肿进行管理，包括基线评估、风险筛查、预防及治疗仍然十分重要[7-8]。因此，对乳腺癌术后上肢淋巴水肿的积极预防及护理至关重要。

【查房主题】乳腺癌术后早期淋巴水肿的预防和护理。

【查房形式】三级查房。

【查房地点】甲乳外科。

【主查人】护士长。

【参加人员】护理组长小李，初级责任护士小陈、小周，实习护生小王。

【查房日期】2021年2月28日。

【查房时长】20 min。

【患者资料】符某某，女，65岁。

【主要诊断】右侧乳腺浸润性癌。

【查房目标】掌握乳腺癌术后早期淋巴水肿的评估与预防要点。

【查房内容】

◆ 进入病房前

护士长：各位同事大家好！今天进行三级护理查房，查房流程是先由责任护士汇报病史，然后到床边进行问诊体查，找出并解决患者护理问题，最后出病房总结。我们今天查房的对象是乳腺癌术后第4天的病例。查房之前，我们先了解一下乳腺癌流行病学。根据世界卫生组织发布的2020年全球最新癌症数据显示，乳腺癌高居第一，呈年轻化且逐年上升的趋势。乳腺癌是我科的最常见疾病，手术是最基本的治疗方法，但是术后并发症的发生会影响治疗效果。淋巴水肿是乳腺癌手术后最常见的主要并发症之一，因此，乳腺癌术后淋巴水肿的早期预防和护理干预是我们护理上的重点。下面先由责任护士小陈汇报病史。

责任护士小陈：病史汇报如下。

（1）一般资料：患者，35床，符某某，女，65岁，体重70 kg，身高157 cm。诊断为右侧乳腺浸润性癌。患者发现双侧乳腺结节3天入院，于2021年2月24日在全麻下行右侧乳腺肿物切除活检术＋右乳腺癌改良根治术，现为术后第4天，留置腋窝引流管1条，引流出淡红色液体约10 mL，伤口予胸带加压包扎。目前患者为半流饮食，一级护理，ADL评分75分，左侧上臂臂围23 cm，右侧上臂臂围23.5 cm，患肢予抬高，下床活动时予肩颈托腕带抬高患肢，VAS疼痛评分2分。患者家庭经济条件较好，有珠海医保，家庭关系和睦，患者心理状态为焦虑，管床医生是李医生，照顾者是其配偶。

（2）主要的辅助检查及阳性结果：钼靶结果显示，右乳外上象限占位BI-RADS 5类；彩超检查结果显示，右侧乳腺外上象限腺体紊乱BI-RADS 4C类。

护理组长小李：患者前两天开始主诉患侧上肢麻木酸胀，我们给予患肢功能锻炼指导，但是效果不是太明显，希望通过护士长的查房指导，尽快有效改善患者的麻木酸胀问题。

护士长：刚才我们听取了管床护士小陈的病情汇报及组长小李的病史补充，对患者的治疗护理过程有了初步的了解。接下来，我们进病房一起查看并了解患者的情况。

第四章 三级护理查房

◆ 进入病房后

护士长：符阿姨，早上好！我是叶护士长，小李护士今天告诉我说您的手有不舒服，我过来看看您，对您进行一些简单的检查，并跟您讲解一些关于术后患肢的一些注意事项，请阿姨认真听哦！

符阿姨：好的，谢谢你们，我正发愁这手臂呢！

护士长：符阿姨不用担心！一会我们一边帮您检查，一边讲解，如果有疑问可以随时打断我们。整个过程大概需要 15 min 的时间，请问您可以配合吗？

符阿姨：可以的！

护理组长小李：护士长，阿姨手臂有酸胀感。小陈这几天是管床护士，已经按照护理常规的要求指导阿姨做功能锻炼，阿姨也非常配合，但是效果不是很好，请护士长看看有没有更好的方法。

护士长：阿姨哪个位置胀得厉害些？

符阿姨：手术这边手臂上面的位置。

护士长：从什么时候开始出现的呢？

符阿姨：从手术后第 2 天开始就感觉有点胀胀的了，而且越来越厉害。

护士长：我们需要看看您发胀的手，接下来请小陈给符阿姨做个体查。

责任护士小陈：好的，符阿姨，那现在我来给您做个简单的体查，过程中如果有什么不舒服就及时告诉我，好吗？

符阿姨：好的。

责任护士小陈：（边体查边汇报）视诊：全身皮肤黏膜正常，面色一般，嘴唇红润，患侧上肢末梢循环情况好，胸部伤口敷料干洁。触诊：皮温正常，胸带松紧度合适（可容纳两指），腋窝引流管固定通畅，引流液颜色淡红，量约 10 mL（离心式挤压引流管）。（见图 4-3-1）

责任护士小陈：护士长，符阿姨基本情况是正常的。

护士长：好的，符阿姨主诉手臂酸胀，接下来我们要重点对患侧上臂臂围进行测量，并与健侧上臂臂围进行对比，以做进一步的判断。（对下级护士说）

护士长：符阿姨，上臂酸胀有持续加重的情况吗？

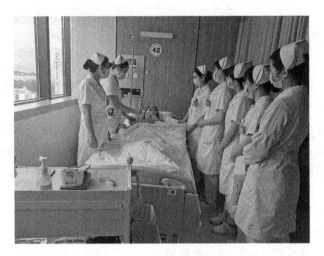

图 4-3-1 病房体查及问诊

符阿姨：有的。

护士长：好的，那我们还需要测量一下您手臂的臂围。

符阿姨：好的。

责任护士小陈：测量两侧上臂臂围并汇报：患者术侧上臂臂围 23.5 cm、健侧上臂臂围 23 cm，这两天测的臂围值无明显变化。符阿姨术侧上臂臂围比健侧臂围粗 0.5 cm，指压无凹陷。

护士长：我问下大家，根据患者目前的情况，符阿姨属于哪一期的淋巴水肿？淋巴水肿的分级评估是怎样的呢？

护理组长小李：根据淋巴水肿分期（美国国立卫生研究院 NIH）分级：0 期（亚临床可逆期）为患肢看不见上肢水肿，周径增加 0～1 cm，指压无凹陷；非凹陷性水肿 1 期（临床可逆期）患肢饱满，周径增加 1～2 cm，指压无凹陷；2 期（临床不可逆期）患肢明显肿胀，周径增加 2～4 cm，指压呈凹陷性水肿；3 期（临床不可逆期）患肢肿胀影响功能，反复感染，皮肤色素沉着，周径 >4 cm，指压呈非凹陷性水肿。符阿姨目前为 0 期淋巴水肿。

护士长：嗯，是的。那谁能说一下，术后发生淋巴水肿的原因是什么？

责任护士小陈：手术不但切除了整个乳房，还切除了腋窝淋巴结，引起淋巴回流受阻，从而形成了淋巴水肿。

护士长：是的，结合今天病例的手术方式，我们知道，切除了腋窝淋巴结，相当于通路阻断，淋巴液没办法继续正常循环，就会往下聚积，日积月累，慢慢就会形成水肿。

护士长：乳腺癌术后淋巴水肿的发生很大一部分原因是与手术有关，虽然目前国外已有相关的一些改善的手术方式，如腋窝反向映射和淋巴-静脉吻合术等，但目前在国内较少见。因此，淋巴水肿的预防还是要靠我们护理，我们要找出危险因素，尽量避免或减少这些危险因素。谁能说一下淋巴水肿的危险因素有哪些呢？符阿姨术后第4天就发生这种情况，考虑是什么原因导致的？

责任护士小陈：从患者手术方式来分析，患者行乳腺癌改良根治术，清除了比较多的腋窝淋巴结，有15颗，影响回流。

护理组长小李：加上患者使用绷带加压包扎，也会影响血运，术后患者心理压力大、术后上臂活动延迟等都可能引起淋巴水肿。

护士长：是的，浸润性肿瘤、术后放疗、年龄超过60岁、淋巴结清除、肥胖、术前化疗、双侧乳房切除都是高危因素。阿姨年龄为65岁，体重70 kg，身体质量指数（BMI）为28.4 kg/m^2，属于肥胖，这也是淋巴水肿的危险因素。有些因素我们无法干预，但有些我们可以干预，比如让阿姨多运动、健康饮食、体重保持在一个健康范围内。患者出现该问题后，你们给患者实施了哪些护理措施呢？

责任护士小陈：坚持功能锻炼，患肢抬高，使用肩颈托。

护理组长小李：针对患者出现的上肢麻木酸胀情况，前两天已开始让患者逐渐增加功能锻炼的次数，现在每天做4次，每次15下，今天已经做到屈肘运动。已指导患者注意患肢不要着凉，注意保暖，不要给蚊虫叮咬，皮肤干燥可以外涂点润肤露。

护士长：我们首先要看患者功能锻炼的情况，判断力度是否足够、动作是否规范，并及时给予指导。（现场观看患者的功能锻炼）目前力度不够（示范），从今天开始，增加功能锻炼次数和频率，每天5次，每次20下。

护士长：还有一个很有效的列缺穴位按摩疗法。列缺归属手太阴肺经，为手太阴络脉别走手阳明之络穴，有利水通淋的作用，因此，列缺穴位按摩可以起到促进淋巴回流的作用。（示范：揉按患者右手列缺穴位）列缺穴在前臂，腕掌侧远端横纹上1.5寸（两手指左右），用食指的指腹揉按，这时患者会有酸痛或麻的感觉（询问患者感觉）。接下来请小陈护士学习揉按患者左手列缺穴位（从旁指导），两边手每次各揉按1～3 min，每天2次。

护士长：等患者拔除引流管后，要观察患者症状有无改善，如果还没有改善，到时结合患者情况会增加徒手淋巴引流和弹力绷带包扎。

护士长：符阿姨，我们刚才讲的内容能听得懂吗？

符阿姨：这个我听得很认真，并且你们讲得也通俗易懂。我会注意的，并会配合好你们坚持做功能锻炼。

护士长：符阿姨掌握得非常好，谢谢你的配合。这样的，我们科制作了一本乳腺癌术后患肢功能锻炼护理手册，您有空的时候可以翻阅，有不明白的随时可以咨询我们护士。

◆ **出病房**

护士长总结：通过刚才的查房可以看出，责任护士在管床的过程中能及时发现护理问题，遇到解决不了的问题能及时请教上级，但是缺乏主动查找文献寻找新方法的思维模式，希望在日后的工作中多去发现问题、探索问题，培养解决问题的能力。组长能有效指导下级护士的工作，迅速地协调计划落实，但是在实施计划当中，要根据患者情况及时调整护理计划，做好护理质量质控把关。

护士长：通过这次查房，大家对专科护理方面还有什么问题吗？

责任护士小陈：我有个疑问，淋巴水肿容易发生在什么时间段呢？

护理组长小李：淋巴水肿常发生在术后数天、几个月到几年，我们今天查房的对象符阿姨是发生在术后第4天，在术后2年内其发病率一直呈上升趋势，术后3～5年，每年以1%的速度增长。

护士长：上肢淋巴水肿是乳腺癌术后常见且最严重的并发症之一，发生率可达10%～30%。去年我科乳腺癌手术89例，淋巴水肿的发生率为0.8%，因此，早期干预在护理上尤为重要。具体包括：①通过肌肉泵原理，给予患肢功能锻炼促进淋巴回流；②利用列缺穴位按摩，起到利水通淋、疏通经络、促进淋巴回流的作用；③徒手淋巴引流，起到更改淋巴液回流通路、避免淋巴液经阻塞的淋巴管回流的作用；④应用弹力绷带加压包扎，增强淋巴管的输送功能，减轻淋巴液的积聚，同时加以个性化的皮肤护理。下一步我的计划是：①我们科室规范淋巴水肿的预防和护理方法，梳理各项护理措施，纳入科室的专科护理常规；②大家收集淋巴水肿病例，观察实施效果，同时做好各项数据指标的收集，为我科的护理科研立项做准备；③与康复科合作，开设淋巴水肿专科门诊。希望来年我们科室的护理质量和专科发展能有一个质的飞跃。我们这次的查房到此结束，谢谢大家的积极参与！（见图4-3-2）

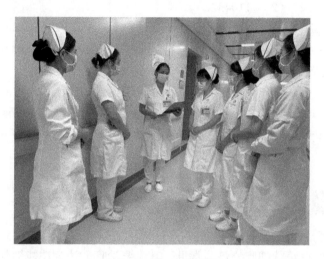

图4-3-2　查房总结

参考文献

[1] Siegel R L, Miller K D, Jemal A. Cancer statistics, 2020 [J]. CA: A Cancer Journal for Clinicians, 2020, 70 (1): 7-30.

[2] 覃惠英, 徐波, 李有来, 等. 中华护理学会团体标准：乳腺癌术后水肿预防和护理 [M]. 中华护理学会, 2021.

[3] 张丽娟, 罗庆华, 张慧珍, 等. 乳腺癌保乳术后患者淋巴水肿的手法引流综合消肿治疗 [J]. 护理学杂志, 2018, 33 (12): 12-15.

[4] 李婧, 夏文广. 肌肉效贴结合手法淋巴引流综合消肿疗法治疗宫颈癌术后下肢淋巴水肿 [J]. 现代医学与健康研究电子杂志, 2018, 7: 140-142.

[5] 国玉红, 孙郑颖, 胥蕾, 等. 早期护理干预对乳腺癌术后患肢淋巴水

肿预防的研究 [J]. 中国实用护理杂志, 2021, 37 (14): 1078 - 1083.

[6] Baran E, Yildiz T B, Gursen C, et al. The association of breast cancer related lymphedema after unilateral mastectomy with shoulder girdle kinematics and upper extremity function [J]. Journal of Biomechanics, 2021, 121 (2): 110432.

[7] Gillespie T C, Sayegh H E, Brunelle C L, et al. Breast cancer-related lymphedema: risk factors, precautionary measures, and treatments [J]. Gland Surgery, 2018, 7 (4): 379 - 403.

[8] Hasenoehrl T, Palma S, Ramazanova D, et al. Resistance exercise and breast cancer-related lymphedema—— a systematic review update and meta-analysis [J]. Supportive Care Cancer, 2020 (28): 3593 - 3603.

(李富兰)

案例二　一例喉癌患者术后吞咽困难的三级查房

【前言】喉癌是头颈部常见的恶性肿瘤。研究表明，大部分喉癌为原发性，其中以鳞状细胞癌最为常见，其主要治疗方法为功能性外科手术切除。[1-2]但术后患者的喉部解剖结构改变，其生理保护功能受到破坏，因此，喉癌喉切除术后患者常见的并发症吞咽障碍及吸入性肺炎会使患者生活质量下降，预后不佳。[3-4]目前有研究指出，喉癌术后患者误吸发生率约33.3%，并有50%的患者存在没有咳嗽症状的隐性误吸，另有10%～15%的喉癌术后患者由于发生误吸及吸入性肺炎最终导致死亡。[1-2]因此，改善喉癌患者术后吞咽功能是十分必要的。

【查房主题】喉癌患者术后吞咽障碍的评估与护理。

【查房形式】三级查房。

【查房地点】耳鼻咽喉头颈外科。

【主 持 人】护士长。

【参加人员】护理组长小罗、高级责任护士小舒、初级责任护士小易。

【查房日期】2021年2月4日。

【查房时长】30 min。

第四章　三级护理查房

【患者资料】 赵某某，男，63 岁。
【主要诊断】 声门上鳞状细胞癌（术后）。
【查房目标】 掌握喉癌术后吞咽障碍患者的评估与预防方法。
【查房内容】

◆ 进入病房前

护士长：各位同事大家好，我们今天进行三级护理查房，查房流程是先由责任护士汇报病史，然后到患者床边进行问诊体查，找出并解决患者的护理问题，最后出病房总结。我们今天查房的对象是喉癌术后吞咽障碍的病例。查房之前我们先了解一下喉癌。喉癌是我科的最常见的恶性肿瘤疾病，手术治疗是最基本的治疗方法，但是术后并发症的发生同样会影响治疗效果。吞咽障碍是喉癌手术后最常见的并发症之一，发生率高达 33.3%，因此，喉癌术后吞咽障碍的评估和预防干预是我们护理上的重点。下面先由责任护士小易汇报病史。

初级责任护士小易：谢谢护士长，下面我将从以下几个方面进行病史汇报。

（1）一般资料：患者，40 床，赵某某，男，63 岁，文化程度为初中，退休，珠海医保，日常照顾为自理，家庭经济情况一般。

（2）主要诊断：声门上鳞状细胞癌（术后）。

（3）主要病情：患者自诉因饮水呛咳后出现声音嘶哑、轻度咽痛半月余入院。患者于 2019 年 3 月 29 日在全麻下行水平喉部分切除+区域性颈淋巴结清扫+气管切开置管+局部皮瓣成形术，术后恢复良好。患者于 2021 年 2 月 3 日入住我科，现患者神志清醒，颈前可见陈旧气管切开术后瘢痕，有声音嘶哑，生命体征平稳。

（4）主要的辅助检查及阳性结果：我院 2021 年 1 月 25 日纤维喉镜结果显示：喉腔呈术后改变，右侧室带黏膜充血肿胀，表面光滑，左侧声带旁正中位固定，右侧声带代偿活动，声门闭合尚可。（图 4-3-3）

（5）主要用药情况：氨基酸、5% 葡萄糖氯化钠静脉滴注。

（6）主要护理问题：ADL 评分 85 分，营养风险评估（NRS 2002）4 分，VAS（视觉模拟评分法）疼痛评分 1 分，吞咽困难评定为 4 级，有误吸的风险。

护理组长小罗：患者因为饮水出现呛咳入住我科，入院后我们指导患者进行头颈部训练、咳嗽训练，但是效果不是太明显，也容易发生误吸，希望通过护士长的查房指导，尽快有效改善患者的吞咽障碍问题。

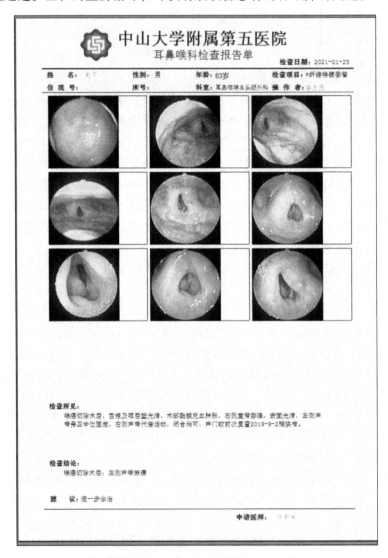

图4-3-3 纤维喉镜报告

护士长：刚才我们听取了管床护士小易的病情汇报及组长小罗的病史补充，对患者的治疗护理过程有了初步的了解。接下来我们进病房一起查看并了解患者的情况。

◆ **进入病房后**

护士长：赵叔叔，早上好！我是彭护士长，小易护士今天告诉我，说您饮水呛咳，所以我过来看看您，对您进行一些简单的检查，并跟您讲解一些关于吞咽的注意事项，请叔叔认真听哦！

赵叔叔：好的，谢谢你们，这个呛咳的问题还真是烦心呢！

护士长：赵叔叔不用担心！一会我们一边帮您检查一边讲解，如果有疑问可以随时打断我们。整个过程大概需要 15 min 的时间，请问您可以配合吗？

赵叔叔：可以的！

护理组长小罗：护士长，赵叔叔饮水呛咳，小易这几天是管床护士，已经按照护理常规的要求指导叔叔做吞咽功能训练，叔叔也非常配合，但是效果不是很好，请护士长看看有没有更好的方法。

护士长：叔叔您只是喝水呛咳吗？吃饭或面条有没有呛咳呢？

赵叔叔：喝水、喝汤时呛咳的概率很高，不是水样的食物一般不会呛咳。

护士长：从什么时候开始出现的呢？

赵叔叔：从半个月前就开始了。

护士长：发生呛咳以来体重有明显的变化吗？

赵叔叔：没有。

护士长：昨晚睡得好吗？有没有因为呛咳导致咳嗽咳痰而影响您的睡眠？

赵叔叔：没有，睡得挺好的。

护士长：大小便正常吗？

赵叔叔：正常。

护士长：胃口正常吗？

赵叔叔：正常，吃东西现在是少量多餐了。

护士长：好的，根据您目前的情况来看，您是出现了饮水呛咳，就是我们说的吞咽障碍。这是困扰您的问题对吗？

赵叔叔：是的。

护士长：我们还需要看看您其他的吞咽情况，接下来小陈给赵叔叔做个体查。

责任护士小陈：好的，赵叔叔，那现在我来给您做个简单的体查，过程中如果有什么不舒服，就及时告诉我好吗？

赵叔叔：好的。

责任护士小陈：（边体查边汇报）视诊：面色一般，嘴唇红润，唇闭合紧密，鼓腮正常，舌运动正常，颈部运动正常，颈前可见陈旧性气管切开术后瘢痕。触诊：反复唾液吞咽试验正常（指导患者快速做一下吞口水的动作）。（图4-3-4）

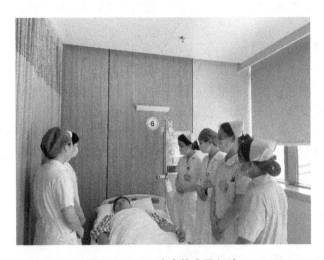

图4-3-4　病房体查及问诊

责任护士小陈：赵叔叔，刚才帮您检查了，您吞咽时口腔准备期和口腔推送期是正常的，纤维喉镜显示左侧声带固定，您呛咳主要是发生在咽期。

护士长：刚刚小陈完成了赵叔叔的体查，口腔准备期和口腔推送期未发现有异常情况，但赵叔叔主诉饮水呛咳，接下来我们要重点评估一下赵叔叔的吞咽功能，以做进一步的判断。（对下级护士说）。

护士长：赵叔叔，我们现在想现场评估一下您的吞咽情况，需要您配合喝水给我们看看。

赵叔叔：好的。

护士长：患者主诉有呛咳，那我们是继续使用洼田试验，还是使用其他方法做吞咽功能评定呢？（对下级护士提问）。

责任护士小陈：不能直接使用洼田试验，可以使用改良洼田试验或 V-VST 试验。

护士长：对的。患者曾行水平喉部分切除术，这个手术会导致进食通道异常，从而引起器质性的吞咽障碍。患者的纤维喉镜检查也是显示左侧声带固定。那我们就先来做个改良洼田试验吧。

护理组长小罗：改良洼田饮水试验是将 1 mL、3 mL、5 mL 水放入患者口中让其进行吞咽，如无问题，再嘱患者像平常一样喝 30 mL 水，记录患者饮水时间、有无呛咳、吞咽次数、饮水后声音变化、患者反应、血氧情况。

初级责任护士小易：患者喝 1 mL、3 mL、5 mL 水是没有呛咳的，但是喝 30 mL 水就发生呛咳，为什么呢？

护士长：好，首先我们要清楚术后发生呛咳的原因是什么？

护理组长小罗：因为术后声门闭合不全，吞咽时整个咽腔不能形成封闭的空间，吞咽压力梯度下降，运送食团速度减慢，吞咽时相延长，导致吞咽异常。[3,4]

护士长：是的，赵叔叔所做的手术切除了部分喉，导致进食通道异常，食物在进入咽腔时，运送食团速度减慢而聚集在该部位，当吞咽动作完成后，气道声门打开，但食物还没有完全进入食道，残余的食物就会从声门通过，进入气道引起呛咳。

初级责任护士小易：那为什么赵叔叔喝水就会呛咳，而吃其他食物却不易呛咳呢？

护士长：容易吞咽的食物是具有一定特征的，如密度均一、有适当黏性、不易松散、通过咽及食道时容易变形、不在黏膜上残留。

初级责任护士小易：哦，原来如此，那我们可以做容积-黏度测试，就是 V-VST（图 4-3-5）。

护士长：是的，那我们再来做一下这个 V-VST。做这个测试的目的是检测患者口腔和咽期吞咽有效性相关的功能障碍，并且可以检测咽期吞咽安全性相关的功能障碍，还可以辅助选择摄取食物最合适的体积和稠度。

护理组长小罗：那我们就以顺凝宝为例，准备制剂稠度。（图 4-3-6）

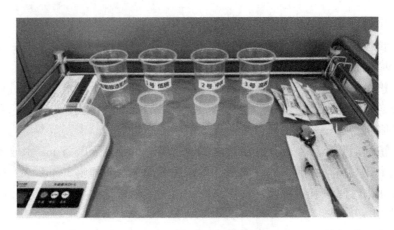

图4-3-5 容积-黏度测试

糖浆稠度	在140 mL水中,加入6.4 g顺凝宝(1袋)溶解,搅拌直至均匀 特点:可以在吸管的帮助下吸入,倾倒时呈细流状
布丁稠度	在140 mL水中,加入12.8 g顺凝宝(2袋)溶解,搅拌直至均匀 特点:无法在吸管的帮助下吸入,倾倒时呈块状

不同稠度		糖浆稠度液体			液体-水			布丁稠度		
不同容积		5 mL	10 mL	20 mL	5 mL	10 mL	20 mL	5 mL	10 mL	20 mL
安全性受损相关指标	咳嗽	-	-	-	-	-	-	-	-	-
	音质改变	-	-	-	-	-	-	-	-	-
	血氧饱和度下降	-	-	-	-	-	-	-	-	-
有效性受损相关指标	唇部闭合	-	-	-	+	+	+	-	-	-
	口腔残留	-	-	-	-	-	-	-	-	-
	分次吞咽	-	-	-	-	-	-	-	-	-
	咽部残留	-	-	-	-	-	-	-	-	-

图4-3-6 用顺凝宝增稠剂将水增稠至糖浆

护理组长小罗：通过以上测试最终评估，该患者患有口咽吞咽障碍，伴随吞咽有效性受损。饮食建议是限制水的饮用。推荐方案，高容积（20 mL），用顺凝宝增稠剂增稠至糖浆性状。

护士长：好，针对患者目前情况，你们实施的护理措施是什么？它的目的是什么？

初级责任护士小易：经口进食前需要做好准备，选择合适的汤匙，每一口量不超过 20 mL；在选择食物种类方面，选用密度均一、有适当黏性、不易松散的食物，如水蛋、面条等，这些食物在通过咽及食道时容易变形、不会在黏膜上残留。

护理组长小罗：针对此患者水平喉部分切除（左）的情况，我们可以做一些个性化的进餐技巧指导，比如进餐时转头向左，这样有利于吞咽。

护士长：是的，其实我们是利用了"压力泵"的原理促进食物的吞咽。我们首先要看患者体位合适不合适，食物餐具、种类、温度、速度的选择对不对，另外配合进餐的一些技巧。今天午餐时我们就要观察患者的进食情况，不对的地方马上纠正。在条件具备的情况下，我们还可协助医师对患者行软式喉内窥镜吞咽功能检查，以判断喉部各结构状况，并评估进食后食团残留的位置及量，这样就更精确了。此外，我们还可以结合评估结果，应用吞咽辅助手法使进食顺畅，例如，可采用声门上吞咽法、超声门上吞咽法、用力吞咽法或门德尔森吞咽法等。

护士长：赵叔叔，我们刚才讲的那些能听得懂吗？

赵叔叔：这个我听得很认真，并且你们讲得也通俗易懂，以后我会注意的，并配合好你们坚持做训练。

护士长：看赵叔叔掌握得非常好，谢谢你的配合。我们科制作了一本喉癌术后吞咽功能训练护理手册，您有空的时候可以翻阅，有不明白的随时可以咨询我们护士。

◆ **出病房**

护士长总结：通过刚才的查房可以看出，大家事先都做了充分的准备，管床责任制得到充分的落实，在管床的过程中，大家能主动思考及时发现护理问题并能及时请教上级护士，但是缺乏主动查找相关文献、护理前沿资料的临床思维，希望日后工作中多去思考，善于发现问题、探索问题，提高运用循证的方法解决问题的能力。组长能有效指导下级护士的工作，迅速地调整护理计划的落实，但在做好护理质量质控把关及前瞻性护理的能力仍有待提高。

护士长：因为喉切除术后患者在很多方面与慢性病患者有相同特点，术后患者的容貌、呼吸等发生改变。[5]患者必须尽一切努力克服困难，而我们更应该在这些方面体现优质护理服务。通过这次查房，大家在吞咽障碍护理方面还有什么问题吗？

初级责任护士小易：我有个疑问，如果发现患者出现误吸了我们应该怎么做？

护士长：发生误吸及吸入性肺炎往往是最终导致喉癌术后患者死亡的原因，因此，我们这个月也重新修订了患者发生误吸的应急预案（图4-3-7）。应急预案要求所有的护士都熟练掌握，这也是我们这个月科室护士业务学习的内容之一。喉癌术后误吸预防胜于治疗，及时评估，给予个性化护理干预，能够有效避免患者发生误吸，及早纠正营养不良情况。我们的个性化护理干预包括：①改进就餐环境，指导患者进餐时要专心，不要聊天、看电视等；②选择合适的汤匙，每一口进食量不超过20 mL，在选择食物种类方面，选用密度均一、有适当黏性、不易松散的食物，如水蛋、面条等；③针对评估结果调整吞咽姿势，包括转头吞咽、侧头吞咽、低头吞咽及仰头吞咽等；④结合吞咽造影检查（VFSS）结果，应用吞咽辅助手法使进食顺畅。通过这次查房，我们明确了下一步科室的护理重点工作是：①规范吞咽障碍的评估和预防方法，梳理各项护理措施，更新喉癌的护理常规；②为我科喉癌患者建立个人档案，定期随访，观察居家存在的问题及检查实施效果，同时做好各项数据的收集，为护理科研做准备。希望来年我们科室的专科护理能力能够大大提升，在地区树立自身的品牌。我们这次的查房到此结束，谢谢大家的积极参与。

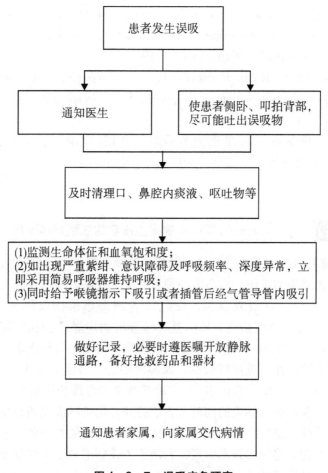

图4-3-7 误吸应急预案

参考文献

[1] 李晓丽,李建斌,李晓慧.等手术联合放射治疗对喉癌患者甲状腺功能及营养状况的改善作用[J].海南医学,2017,28(12):2028-2030.

[2] 朱晓城,钱晓云,顾亚军,等.MGMT和EGFR蛋白在喉鳞状细胞癌中的表达及临床意义[J].山东大学耳鼻喉眼学报,2017,31(4):68-72.

[3] Tomifuji M, Araki K, Yamashita T, et al. Risk factors for dysphagia after transoral videolaryngoscopic surgery for laryngeal and pharyngea I cancer [J]. Head&Neck, 2016, 38 (2): 196.

[4] Depietro J D, Rubin S, Stein D J, et al. Laryngeal manipulation for dysphagia with muscle tension dysphonia [J]. Dysphagia, 2018, 151 (1 Suppl): 1 - 6.

[5] 杨慧, 韩冬芳. 124 例喉癌术后患者自我护理能力及影响因素分析 [J]. 护理研究: 下旬版, 2014, 28 (4): 1447 - 1448.

（彭爱清）

案例三　　一例 ICU 肺部感染患者的三级护理查房

【前言】医院感染是影响患者预后的重要因素之一。肺部感染长期处于我国院内感染的首位, 对患者的预后情况、住院时间以及经济负担带来严重的影响。[1-3]有研究表明, 住院患者肺部感染的发生率为 11%～51.4%。[4-8]相关研究指出, ICU 患者与普通病房患者相比, ICU 入住时间长、年龄大、手术时间长、创面大、使用广谱抗生素种类多、应激反应剧烈、侵入性操作（连接呼吸机、深静脉插管、留置引流管、导尿管等）均为院内感染发生的危险因素。[9-10]肺部感染会导致机体缺氧, 使病情加重。因此, 在积极抗感染的同时, 有效排痰、保持呼吸道通畅是改善肺通气、控制肺部感染的重要护理内容。体位引流是为能有效地排出肺内分泌物, 将滞留着分泌物的肺部垫高, 利用重力使肺泡和小支气管分泌物向大气道移动, 排出体外的方法。[11]

【查房主题】体位排痰。

【查房形式】三级护理查房。

【查房地点】重症医学科。

【主 查 人】ICU 专科护士。

【参加人员】区护士长, 组长小林、小吴, 责任护士小李、小林、小邵、小黄、小王。

【查房日期】2020 年 11 月 27 日。

【查房时长】30 分钟。

【查房内容】

◆ **进入病房前**

ICU专科护士：大家下午好！我是ICU专科护士练××，今天准备在ICU进行一次三级护理查房。众所周知，肺炎即肺部感染是ICU常见的疾病，根据其类型和感染程度以及个人的身体状况不同，肺部感染可导致急性呼吸衰竭。[12]美国的住院患者中医院获得性感染的发生率为4.0%，其中肺炎占医院获得性感染的21.8%。[13]肺部感染的发生可增加患者的死亡率，使患者的预后恶化，严重威胁患者身体健康。[14]2019年7月，本人牵头在ICU病区进行了一项横断面的调查，发现我院ICU病区患者中，因肺部感染住院的高达52.78%，这个发生率远远高于全国水平。因此，本次选择一例肺部感染患者进行查房。现在请管床护士小李进行病情汇报。

管床护士：各位老师下午好！我是患者的管床护士小李，现在由我来汇报患者资料。

（1）一般情况：患者，7床，袁某某，男，78岁。管床医生是王某，管床护士是李某某。

（2）诊断：急性脑梗死？

（3）现病史：患者突发意识障碍，四肢抽搐6 h余，于2020年10月29日入住脑血管病一区病房。2020年11月3日，因患者意识状态较前变差，伴有血氧饱和度低，经家属同意后转入ICU进一步治疗。

（4）相关治疗：入ICU后予经鼻高流量氧疗，以及加强抗感染、改善脑循环、控制抽搐等治疗。

（5）检验、检查结果：相关检验检查结果见图4-3-8至图4-3-13。

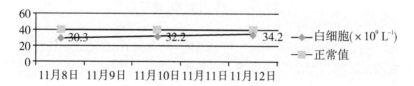

图4-3-8 白细胞结果

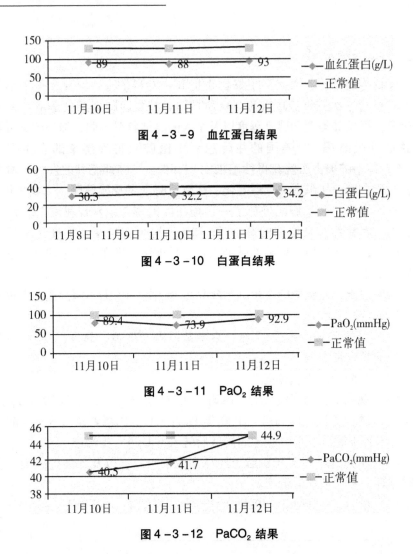

图4-3-9 血红蛋白结果

图4-3-10 白蛋白结果

图4-3-11 PaO₂ 结果

图4-3-12 PaCO₂ 结果

（6）目前情况：2020年11月12日，患者呈昏迷状态，气管插管接呼吸机辅助呼吸（SIMV→AC模式，FiO₂ 100%，呼吸14次/分，潮气量450 mL，呼气末正压4.5 cmH₂O），心电监护示：呼吸25～29次/分，血压141/76 mmHg，心率76次/分，SpO₂（血氧饱和度）98%。查体：神志昏迷，双侧瞳孔等大等圆，直径约2 mm，对光反应迟钝；桶状胸，双肺呼吸音增粗，闻及明显湿啰音；四肢肌力无法配合，右侧巴宾斯基征阳性；余查体不配合。

第四章 三级护理查房

中山大学附属第五医院
放射学科影像报告-DR

影像号：█████████　　　住院号码：█████████
姓　名：█████　　性　别：男　　年　龄：78岁
科　室：重症医学科住院　　床　号：07　　检查日期：2020-11-09 19:27:52

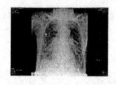

检查部位：　*床旁DR胸部正位

影像所见：
对比2020-11-06本院DR：
　　双肺野纹理增多、纹理，双肺透光度不均匀升高，双肺散在斑片、条索状、网片状高密度影，双肺门增浓，纵隔无增宽，心影大小、形态属正常范围，主动脉迂曲，结部钙化。双膈面及双侧肋膈角模糊。
　　气管插管，头端位于气管隆突上方约26mm；右侧深静脉置管，头端位于右侧第5后肋下缘水平。

诊断意见：
对比2020-11-06本院DR：
1、双肺散在炎症，大致同前；
2、双肺气肿；
3、双肺间质性纤维化；
4、双侧少量胸腔积液，大致同前；
5、主动脉迂曲、硬化；
6、气管插管；深静脉置管。

诊断医生：肖灯强　　复核医生：柳学国　　审核医生：

地址：珠海市梅华东路52号　邮编：519000
Email:zdwyfsk@163.com　联系电话：(0756)2528520　报告日期：2020-11-10 15:20:21
公众微信号：zsdxfsdwyy　本报告仅供临床医师参考。

图4-3-13　DR结果

（7）护理问题及措施：①气体交换受损，与肺功能减弱、呼吸机疲劳有关。②清理呼吸道无效，与患者意识障碍、咳嗽反射减弱、进行呼吸机支持治疗有关。③潜在并发症，有深静脉血栓的风险，与长期卧床有关。

（8）饮食：鼻饲营养液。

（9）经济情况：退休职员，珠海医保。

（10）社会情况：家人非常支持积极治疗，已婚已育，配偶、父母体健，初中学历。

ICU 专科护士：请问组长在病史上有补充的吗？

组长：患者 CT、X 射线检查结果显示肺部炎症较前有进展。

ICU 专科护士：小李，请问本次查房，需要我帮忙解决什么问题吗？

管床护士：嗯，是的，老师，现在患者痰液位置较深而且不易吸出，能想到的方法都用上了，但效果不是太好，所以需要请老师帮忙解决一下。

ICU 专科护士：请问组长，已经进行过哪些护理干预？

组长：目前我们已经进行的干预为常规雾化吸入治疗 - 翻身拍背 - 吸痰，医生也会根据患者情况给予纤维支气管支镜进行吸痰。

ICU 专科护士：好的，现在我们到病区看看患者。

◆ 进入病房后

ICU 专科护士和管床护士一起查看、核对患者身份。

ICU 专科护士（站在患者右侧）呼唤患者姓名，告知患者现在进行查房，需要得到患者的配合。

问诊：因患者昏迷，省略。

体查：

（1）查看瞳孔状况（询问管床护士患者的瞳孔大小、对光反应等）。

（2）查看气管切开管道固定情况，是否符合规范要求（松紧以容纳患者一个手指为度[15]，如果固定不规范则立即给予纠正）。

（3）检查气囊压力情况（询问管床护士）：气囊压力维持在 25～30 cmH_2O。[16]

（4）肺部听诊：听诊顺序由近侧开始移向对侧，具体方式见图 4 - 3 - 14。[17]

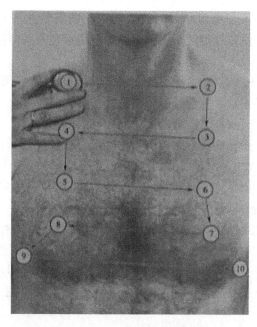

图4-3-14 肺部听诊顺序

ICU专科护士：刚刚我进行了听诊，发现患者右肺有湿啰音，痰液主要集中在右肺上叶及中叶，通过组长汇报，我们也知道患者现在已经进行常规的气道管理：雾化-拍背排痰，还请医生进行纤维支气管支镜吸痰。针对目前患者情况，我们还有一种办法是体位引流，这项技术在咱们ICU开展得较少，在教科书上提及的也不多，但在《重症专科护理》中有提到体位引流的体位摆放步骤及注意事项[18]。体位引流是为能有效地排出肺内分泌物，将滞留着分泌物的肺部垫高，利用重力使肺泡和小支气管分泌物向大气道移动，排出体外的方法。[11]该患者有体位引流的适应证，现在我们对该患者进行体位引流。具体的操作方法：首先要明确患者痰液聚集的位置，刚刚通过听诊，我们发现患者痰液主要集中在右肺上叶，按照重力的原理，水往低处流，该患者需要进行前倾侧卧位进行体位引流，但该项操作需要的护士人数较多。下面我组织大家给该患者进行体位引流的操作，希望大家能够很好地配合我，具体安排：

（1）组长：站到患者的右侧负责气道安全，如出现有吸痰指征，如患者咳嗽有痰、听见痰鸣音、发现气道压力增高或气道内可见痰液、呼吸机流量或压力曲线呈锯齿状震颤（排除了呼吸机管路积水）等，需及时进行吸痰处理，保障气道通畅，同时关注患者面色及心电监护仪上数据的变化。

（2）管床护士2：协助患者进行左侧卧位，注意需要把患者双腿错开，两腿之间必须放置软枕，以减轻压力。

（3）管床护士3～6：协助我进行引流体位的摆放，护士3、护士4负责抬起床单；护士5负责患者头部的固定，保障气管插管的安全；护士6负责枕头的摆放，一个枕头先放置在患者腰部，另一个放置在患者臀部（起到左侧前倾位）；最后是做好床单的整理。接下来大家统一听我指挥开始行动：开始—同时抬起患者—放置枕头。

（4）体位摆放完毕，把患者床单理顺好。接下来进行拍背排痰（一边拍背一边关注患者心电监护仪上数据的变化）促进痰液的排出。叩击的手法：五指并拢成空杯状，利用腕力快速而有节奏地叩击背部。[15]

管床护士：护士长，请问一下，进行体位引流的时机、次数及持续的时间有要求吗？

专科护士：这个问题提得非常好！一般进行体位引流的时间安排在餐后2 h或餐前30 min进行；根据痰液量的多少进行安排引流的次数，一般每日进行1～3次比较合适，每次引流一个部位；根据目前患者这种情况，咱们仅进行右肺的体位引流；每次引流＋拍背的时间控制在15 min为宜；请大家观察一下，患者现在的体位情况，身体倾斜度为45°左右；如果引流多个部位要求总时间不能超过45 min，每种体位维持在5～10 min，同时需要考虑患者的具体病情及耐受力问题，如果有突发病情变化需要马上终止操作。故引流期间需要密切关注患者生命体征的变化、呼吸保持通畅问题，要求实施体位引流的时候管床护士务必在床边工作，一刻不能离开自己的视线范围之内。现在体位已经摆放完毕，请管床护士留下，每5～10 min记录患者生命体征的变化，如果有异常情况及时告知医生进行相关处理及把患者体位改变为平卧位；其他人员移步到室外进行总结。

◆ 出病房

ICU专科护士：刚刚演示了一次有关体位引流的操作流程，请问大家对于整个过程有什么意见或建议吗？

管床护士：老师，现在操作过程还没完成，那引流结束后应该如果评估引流后的效果？

ICU 专科护士：是的，本次体位引流将在 5 min 后结束，结束后需要评估的内容包括：①肺部听诊与之前对比是否得到改善；②进行面部清洁，摆放舒适体位；③详细记录排出痰液的性状、颜色及量；④后续需要关注患者的氧合改善情况。

组长小林：我发现刚才咱们进行了体位引流操作，一共动用了 5～6 人，如果是在夜间，护理人力紧张的情况下较难实施此项操作。

ICU 专科护士：是的，所以如果需要实施此项操作务必在白天护理人力比较充足的情况下进行；此外，随着目前科技的发展，患者多功能床也在积极改进当中，以后在更换新的病床时科室也会申请实用的、符合 ICU 使用的病床，以解决人力问题。另外，目前此项操作暂未纳入收费标准里面，接下来我会与相关部门积极跟进相关的流程申请，积极把该项操作纳入收费标准，只有这样才能充分体现我们的护理价值。本次查房完毕，谢谢大家的参与！

参考文献

[1] 杨朗. ICU 脑外伤昏迷患者发生肺部感染的影响因素分析与护理对策 [J]. 护理实践与研究，2018，15（4）：15-17.

[2] 郭俊，杨小华. 动脉瘤性蛛网膜下腔出血患者的肺部并发症：危险因素和对转归的影响 [J]. 国际脑血管病杂志，2019，27（2）：123-127.

[3] 刘建民，刘建斌，叶蕾，等. 先天性心脏病和心脏瓣膜术后肺部感染的相关因素分析 [J]. 安徽医药，2019，23（4）：707-709.

[4] 高亚萍，孙云飞. ICU 重症患者院内肺部感染发生情况调查及痰热清预防效果研究 [J]. 陕西中医，2018，39（1）：56-58.

[5] 张娟娟. 重症监护病房重型颅脑损伤昏迷患者肺部多重耐药菌感染现状及影响因素分析 [J]. 护理实践与研究，2021，18（10）：1440-1443.

[6] 王文利，段海平，刘碧原，等. 急性脑卒中患者肺部感染的病原菌特点及危险因素分析 [J]. 中华医院感染学杂志，2017，27（11）：2465-2468.

[7] 刘伟, 亓慧娟, 于永强, 等. ICU 重型颅脑损伤后颅内感染患者肺部感染的临床特点及危险因素分析 [J]. 中华医院感染学杂志, 2013, 23 (23): 5711-5713.

[8] 唐旭, 陈运超, 李小强. ICU 重型颅脑损伤后颅内感染患者肺部感染的病原学特征及危险因素分析 [J]. 赣南医学院学报, 2019, 39 (1): 30-33.

[9] 黄敏, 吕庆排, 沈亚萍, 等. 某院 2014 年医院感染现患率调查与分析 [J]. 国际检验医学杂志, 2016, 37 (2): 183-185, 188.

[10] 耳思远. 脑外伤患者发生院内肺部感染的危险因素及预防研究 [J]. 实用预防医学, 2012, 19 (1): 88-89.

[11] 成守珍. ICU 临床护理思维与实践 [M]. 北京: 人民卫生出版社, 2012.

[12] Leanne A, Andrea M, Wendy C. ACCCN 重症护理 [M]. 北京: 人民卫生出版社, 2019.

[13] Magill S S, Edwards J R, Bamberg W, et al. Muhistate Point-Prevalence Survey of Health Care [J]. Associated Infections J 1. NEngl J Med, 2014, 370 (13): 1198-1208.

[14] 毕堃, 陆斌, 尹文伟, 等. 重型颅脑损伤患者肺部感染因素分析 [J]. 中华医院感染学杂志, 2015, 25 (10): 2303-2305.

[15] 彭刚艺, 刘雪琴. 临床护理技术规范（基础篇）[M]. 2 版. 广州: 广东科技出版社, 2013.

[16] 中华医学会呼吸病学分会呼吸治疗学组. 人工气道气囊的管理专家共识（草案）[J]. 中华结核和呼吸杂志, 2014, 37 (11): 816-819.

[17] Weber J, Kelly J. Health assessment in nursing [M]. Philadelphia: Lippincot, Williams& Wilkins, 2010.

[18] 李庆印, 陈永强. 重症专科护理 [M]. 北京: 人民卫生出版社, 2018.

（练荣丽）

第五章 护理教学查房

第一节 护理教学查房的基本概念

护理教学查房是以临床护理教学为目的、以病例为引导（case based study，CBS）、以问题为基础（problem based learning，PBL）、以护理程序为框架，PBL与病程相结合的护理查房，旨在培养学生理论与实践相结合的能力，并提高其综合能力。

第二节 护理教学查房的流程

护理教学查房的流程一般包括查房前准备、导入、汇报病情、问诊、体查、深入讨论护理问题并制定护理措施、总结等环节，详见图5-2-1。

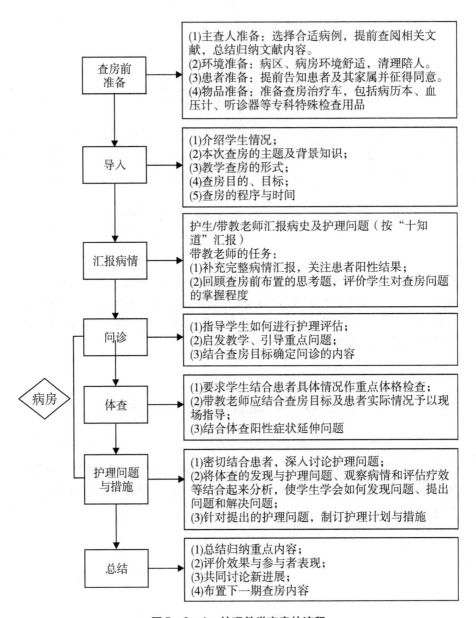

图 5-2-1 护理教学查房的流程

第三节　护理教学查房个案模式

案例一　一例肺部结节术前呼吸功能锻炼的教学查房

【前言】目前,呼吸功能锻炼几乎贯穿了胸外科手术的整个围手术期,尤其是在术前。国内外学术界广泛认可了术前呼吸功能锻炼对胸外科手术的积极效果。微创手术技术的应用虽然可以明显减少肺癌患者的手术创伤,但患者依然受到胸腔镜手术操作及麻醉药物的影响,呼吸功能会受到抑制,因此,患者术后会出现一系列相关的临床并发症,影响患者术后恢复的进程,给患者造成一定的心理和经济负担。[1]研究表明,术前吸气肌锻炼可以提高患者的咳嗽力度,促进气道黏膜分泌物排出,改善肺功能,可以减少肺癌术后肺部并发症的发生。[2]《胸外科围手术期气道管理专家共识(2012年版)》提出,由于患者术后肺通气换气功能障碍、神经系统抑制、术后疼痛、体力下降、患者咳嗽能力减弱等原因,患者术后大多会不同程度地出现咳嗽效能低下、气体交换受损和低效性呼吸型态等问题,胸外科患者可以通过多种呼吸功能锻炼的方法行气道管理,如吸气肌锻炼或借助呼吸训练器进行深呼吸练习,从而达到减少并发症的发生和减少术后气道炎症的目的。[3]因此,胸外科围手术期采取科学、行之有效的术前呼吸功能锻炼,对减少术后肺部并发症的发生、提高患者生存质量尤为重要。

【查房主题】肺部结节术前的呼吸功能锻炼。
【查房形式】教学查房。
【查房目标】指导患者掌握术前呼吸功能锻炼正确的方式方法;解决患者术前呼吸功能锻炼中的一些见问题;提高患者术前呼吸功能锻炼的依从性。
【查房地点】胸外科&肺移植病区。
【主查人】总带教。
【参加人员】初级责任护士小吴,实习护生小李、小招、小王。
【查房日期】2021年5月25日。

【查房时长】30 min。

【查房内容】

◆ 进入病房前

总带教：现在已经是同学们来到我们科的第2周，根据外科护理教学大纲要求，结合我科教学计划，我们今天以一例肺部结节术前呼吸功能锻炼的个案为例，以案例启发式的形式来进行此次查房。查房前已让同学们复习了肺结节相关知识并查阅了相关资料，接下来我们要梳理一下肺结节的相关知识。什么是肺结节呢？

小李：肺部出现实质性病变，肺结节为小的局灶性、类圆形、影像学表现密度增高的阴影，可单发或多发，不伴肺不张、肺门肿大和胸腔积液。

小招：有咳嗽、咳痰、咳血丝痰、胸闷、胸痛、消瘦、乏力等临床表现。

小王：肺结节就是肺癌吗？是不是所有的结节都需要做手术？

小吴：孤立性肺结节无典型症状，常为单个、边界清楚、密度增高、直径≤3 cm且周围被含气肺组织包绕的软组织影。局部病灶直径>3 cm者称为肺肿块，肺癌的可能性相对较大。结节的大小与能否手术也有关系，<3 mm为微小结节，<5 mm为小结节，通常需要观察1～2年，6～8 mm的结节恶性率为7.39%，>8 mm为高危结节，建议手术治疗。

总带教：看来大家不仅认真复习了教材上的知识，对专科理论也进行了认真查阅。收治入我科的肺结节患者99%都是需要手术治疗的，因此，如何提高患者围手术期的治疗和护理质量，减少手术应激，降低术后并发症的发生，直接关系到患者术后的康复过程是否顺利，也是胸外科医护人员的研究重点和追求目标。围手术期快速康复中的护理内容包括很多方面，今天我们就18床患者术前呼吸功能锻炼中存在的问题重点讨论术前呼吸功能锻炼对患者术后康复的重要性。下面请小王同学汇报病史。

小王：患者的简要病史如下。

（1）一般资料（床号、姓名、性别、年龄、主管医生、家庭情况、过敏史）：18床，黄某某，男，65岁。主管医生是巨医生。无药物食物过敏史。患者为工人，珠海医保，经济条件一般，一直由妻子照顾，妻子为初中文化。

（2）主要诊断：双下肺结节。

（3）主要病情（住院原因、目前身体情况、临床表现、饮食、睡眠、大小便、活动情况、心理情况）：患者于2021年5月22日入院，2月余前发现双下肺叶磨玻璃结节，入院完善相关检查，待手术治疗。既往有阑尾炎切除术病史。患者食纳差，睡眠欠佳，小便正常，暂未解大便，活动自如，心理状态焦虑。

（4）主要辅助检查的阳性结果：2021年5月2日检验结果显示，白蛋白34.9 g/L，血红蛋白97 g/L。5月2日CT检查结果见图5-3-1。

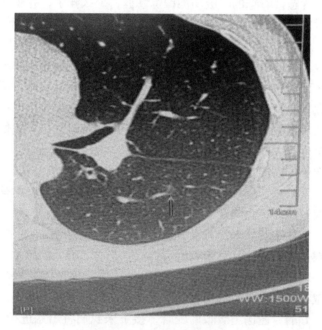

图5-3-1 CT检查结果

（5）用药情况：目前予布地奈德雾化治疗、术前呼吸功能锻炼为主。

（6）主要护理问题：患者有地中海贫血，辅助检查还需关注是否有核酸检测报告等。患者现阶段已经开始了雾化吸入治疗及呼吸功能锻炼，患者目前基本掌握呼吸功能训练器的使用，腹式呼吸和有效咳嗽咳痰仍有待加强。

总带教：刚才我们听取了管床实习护生小王的病情汇报，对患者的治疗护理过程有了初步的了解，现对病史进行简单总结：该患者为老年患者，文化水平较低，患者及家属对呼吸功能锻炼的方法难以掌握，对其术后康复的重要性不太理解，心理压力较大，因此，教会患者及家属如何进行正确呼吸功能锻炼并每天坚持锻炼尤为重要。接下来我们进病房一起查看并了解患者的情况。

◆ **进入病房后**

总带教：王叔叔，早上好！我是小李，今天带着责任护士和实习的学生们过来看看您，看您的呼吸功能锻炼掌握得怎么样了，并跟您讲解呼吸功能锻炼对您术后康复的一些好处和帮助，请阿姨也要认真听哦。（解释查房目的）

王叔叔：好的，谢谢你们！我和我老伴正好也不懂怎么用这个呼吸训练器，怎么观察我做得好不好，也不知道怎么用力咳嗽咳痰，正发愁呢！

总带教：王叔叔不用担心，一会您的责任护士小吴先帮您检查一下身体情况，然后再教您正确的方法。如果有疑问请及时提出，我们一起帮您解决。整个过程大概需要 15 min 的时间，请问您可以配合吗？

王叔叔：可以的！

小吴：王叔叔，您好，我是您的管床护士小吴，您昨晚睡得怎么样？

王叔叔：还好，从晚上 10 点睡到早上 7 点。

小吴：早餐吃了什么？有没有恶心呕吐的感觉？

王叔叔：小米稀饭、鸡蛋和馒头，没有恶心、呕吐的感觉。

小吴：现在有没有哪里不舒服，譬如胸闷、胸痛？有无咳嗽咳痰？

王叔叔：现在没有不舒服，偶尔有点咳，感觉有痰咳不出。

小吴：好的，谢谢王叔叔的配合，接下来我们将给您进行体格检查。请您放松，不要紧张。下面请同学们思考一下，根据王叔叔的病情，今天我们体格检查的重点应该在哪里呢？

小招：肺部的视诊和听诊。

小吴：不错，现在由小招同学来进行体格检查。

小招：（边体查边汇报）体查主要从视、触、听诊三方面进行。首先是视诊，王叔叔精神状态好，前胸部皮肤无皮疹瘢痕；无胸壁静脉曲张；呼吸平稳，无三凹征；胸廓无畸形。其次是触诊，胸壁及胸骨无压痛；两侧呼吸运动一致，无胸膜摩擦感，语音震颤无增强及减弱。最后是听诊，无异常呼吸音及干湿啰音,无胸膜摩擦音。

小吴:林叔叔有地中海贫血,查体时应该注意观察他的口唇、甲床、黏膜是否苍白,询问有无头晕、乏力等症状。

总带教:好的,刚刚大家对王叔叔进行了体格检查,目前王叔叔基本情况是正常的,病情稳定。那下面我们来对王叔叔术前的呼吸功能锻炼掌握的程度进行评估。什么是呼吸功能锻炼呢?

小吴:呼吸功能锻炼是指通过患者主动或被动的呼吸肌的锻炼,使呼吸肌参与收缩运动,加强呼吸肌肌力和气道自我防御能力,降低呼吸氧耗,提高患者有效咳痰能力和呼吸肌的效率,有利于患者恢复。[4]

总带教:吴老师回答得很好,术前呼吸功能锻炼的目的是什么呢?

小王:可以缓解呼吸肌的紧张状态,调整通气/血流比值,改善患者呼吸困难的症状。研究发现,术前有效的呼吸功能锻炼具有轻度兴奋迷走神经、降低外周血管阻力的作用,从而增加周围循环血量,提高运动耐力;术前呼吸功能锻炼还可以改变患者的呼吸方式,有效防止术后缺氧,加速患者术后康复,减少术后临床并发症的发生,缩短患者的住院时间。[5]

总带教:呼吸功能锻炼包括缩唇呼吸、腹式呼吸、吹水泡、有效咳嗽训练、雾化吸入、协助患者排痰、呼吸训练器辅助训练等。根据王叔叔今天的训练情况,我们来针对性地解决他锻炼过程中存在的一些问题。下面请王叔叔做一次腹式呼吸。

小李:王叔叔吸气时张口,腹部未鼓起。

小王:王叔叔呼气的时候速度过快。

王叔叔:是的,我每次都提不起气来似的。

总带教:王叔叔您不要着急,慢慢来。现在您听我的指导,跟着我来。先坐好,吸气的时候要左手按在腹部,右手压在胸部,然后嘴巴轻轻闭合,用鼻腔缓慢地深吸气,"1、2、3",把肚皮尽量鼓起来,嘴巴轻轻启开,呼气,根据我的读数"1、2、3、4、5、6",慢慢地有节奏地呼气,让肚皮慢慢塌下去(图5-3-2)。一吸一呼时间为9 s左右,一分钟做6个。做得很好,下面我们再来一次,非常不错。现在感觉怎么样?

王叔叔:我基本会了,非常感谢。这样做有什么好处呢?

总带教:在您的肺和胃中间有一块肌肉叫作膈肌,主要是帮助呼吸的,您每天坚持这样做,能够增加膈肌的活动范围,而膈肌的运动直接影响肺的通气量。研究证明,膈肌每下降1 cm,肺通气量可增加250~300 mL。

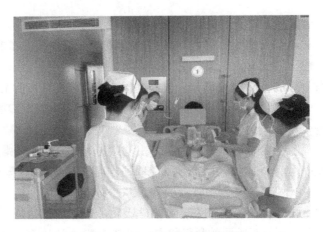

图5-3-2 指导术前功能锻炼

坚持锻炼可使胸廓得到最大限度的扩张，使肺下部的肺泡得以伸缩，让更多的氧气进入肺部，改善心肺功能。

小李：这个动作是不是做得越多越好？

小吴：不是，应该是要循序渐进，每天3～5次，每次10～15 min，以不引起患者疲劳为宜。

总带教：刚才小吴的回答是正确的，说明同学们有动脑筋思考问题。王叔叔，责任护士说您咳嗽咳痰的方法掌握得不太好，请您咳嗽一下给我们看看方法是否正确。您自己觉得哪个要领没有掌握呢？

王叔叔：我觉得我不会用力。

总带教：好的，那同学们有发现王叔叔哪里做得不对的吗？

小王：我发现王叔叔咳嗽时未使用胸腹部力量，肺部未产生振动，深部痰液未有效咳出。

小吴：是的，这些问题其实是我们科患者术前做呼吸功能锻炼时的一些共性问题，我们现在这样指导王叔叔：右手放在腹部，左手放在胸部，深吸气，默数"1、2、3"，稍屏气1 s后突然发声，用手能感觉胸部的振动，在高压下将痰液从气道内迅速排出，在每次雾化后都要练习咳嗽咳痰哦。

王叔叔：现在我明白了，咳嗽到位的话胸壁是感觉得到振动的。

总带教：您学得很好，每天反复多次练习。同学们指导患者自行咳嗽时还有以下两种方法：①小声咳嗽或发声咳嗽，即让患者轻声咳嗽数下，再深吸气后屏气2~3 s，然后用力咳嗽1次，可将痰液从底端气道移向较大的气管内。②诱发咳嗽反射，对于气道分泌物黏稠并无力咳痰的患者可通过刺激使患者进行有效咳嗽，以达到将痰液顺利排出体外的目的。具体方法是：护理人员将左手手指并拢压在患者胸骨柄切迹处上缘的支气管位置，右手压在患者腹部，咳嗽停止后右手即松压，通过刺激咳嗽可将吸附在气道内壁的痰液排出。

小招：为何患者没有痰液也需要咳嗽？

总带教：因为我们科的手术方式和插管方式会改变肺的容积和改变肺泡的形态，为了患者术后肺快速复张，减少并发症，我们要在术前就做好呼吸功能锻炼。锻炼的目的是增强肺泡的弹性，提高肺泡的携氧能力，减轻术后呼吸困难的症状，同时锻炼好了膈肌、肋间肌及其他呼吸肌辅助肌群，对于术后咳嗽咳痰更有利，能防止痰液咳不出引起肺部感染；再者，患者术后因为疼痛和管道等因素存在，从而会增加并发症的风险，所以术前就需要开始锻炼。

小李：老师，以前都是做吹气球训练，为什么现在都用这个深呼吸训练器进行训练呢？

总带教：这个问题问得很好，也是很多患者关心的问题。吹气球只是单纯地锻炼了患者的吹气功能，不能进行有效的吸气训练，也就是只锻炼了与呼气相关的呼吸肌，对吸气相关的呼吸肌的锻炼则有明显的不足。呼吸训练器可使患者不断地进行吸气锻炼从而逐渐形成规律深慢的吸气模式，增加吸气量，可锻炼呼气相关的呼吸肌，也可锻炼与吸气相关的呼吸肌。患者还可以通过训练器上的刻度了解自己的训练效果，直观地感受到呼吸功能的改善，增加训练的积极性，最终达到改善肺功能和增强患者信心的目的。

总带教：我们刚刚从术前呼吸功能锻炼的目的、腹式呼吸和有效咳嗽咳痰的方法以及呼吸训练器的优点等方面给王叔叔进行了指导。现在我们来评估下王叔叔的掌握情况。王叔叔，腹式呼吸的时候要怎么做呢？

王叔叔：就是鼻子吸气的时候肚皮要尽量鼓起来，嘴巴呼气的时候肚皮塌下去，深吸慢呼。

总带教：不错，掌握得很好。那咳嗽咳痰的时候要怎样用力呢。

王叔叔：深吸气后胸腹部用力暴发性地咳出来，能感觉到胸部的振动。

总带教：非常好。那您现在知道为什么要用呼吸训练器训练了吧？

王叔叔：知道了，是为了术后康复得更快，能早点出院。

总带教：现在您知道了这个术前呼吸功能锻炼的重要性了，那每天都要坚持锻炼哦，我们的责任护士也会每天来督导您的。非常感谢您的配合！

◆ 出病房

总带教：通过这次查房，大家重新巩固了肺结节相关知识，也积极查阅了相关的文献，准备充分，学习主动性和积极性都很好。这次查房，我们教会了患者呼吸功能锻炼的正确方法，掌握了术前呼吸功能锻炼的重要性，提高了患者术前呼吸功能锻炼的依从性。对于提高患者术前呼吸功能锻炼的依从性，大家还有什么新的想法吗？

小李：我们应该把每一项训练拍成通俗易懂的视频推送给患者观看或者做成简单易懂的图片发给患者，以便于患者学习。

小招：有研究报道，通过病友互助进行呼吸功能锻炼，患者接受度高，易得到患者认可，从而能增强患者进行锻炼的积极主动性，使其尽快掌握锻炼要点[5]。因此，我认为可以定时组织患者集中一起训练。

小吴：可以将这些训练的项目按时间顺序制成一张训练表单，让患者每天打卡训练，这样的话，有无训练就一目了然了。

总带教：大家的这些想法非常新颖和可行。这是我们今天查房中新的收获，也是我们需要去不断完善解决的问题。我们这次的查房到此结束，下次查房我们将对该患者进行术后第1天的呼吸功能锻炼相关的教学查房，请大家提前做好准备。谢谢同学们的积极参与！

参考文献

[1] 何陆英. 呼吸训练对肺癌患者术后肺功能和生活质量的影响[J]. 齐鲁护理杂志, 2016, 22 (18): 98-99.

[2] Morano M T, Araujo A S, Nascimento F B, etal. Preoperative pulmonary rehabilitatio-nversus chest physical therapy in patients undergoing lung cancer resection: a pilot randomized controlled trial [J]. Archives of

Physical Medicine & Rehabilitation, 2013, 94 (1): 53 - 58.
[3] 支修益, 卫生部临床路径专家委员会胸外科专家组. 胸外科围手术期气道管理专家共识 (2012 年版) [J]. 中国胸心血管外科临床杂志, 2013 (3): 251 - 255.
[4] 钦卓辉, 张健杰, 司徒洁, 等. 呼吸功能训练对尘肺患者肺功能的影响 [J]. 华西医学, 2014, 29 (06): 1071 - 1073.
[5] 杨海灵. 病友互助模式的呼吸功能锻炼对中老年肺癌患者围术期的效果研究 [D]. 河北医科大学, 2018.

(陈晓瑜)

案例二　一例术中低体温预防的护理教学查房

【前言】围手术期低体温是指在围手术期内任何时段核心温度低于 36 ℃, 但不包括治疗性和计划性的低体温。围手术期低体温也被称为围手术期非计划性低体温或围手术期意外低体温, 是围手术期最常见的手术综合并发症之一。有研究指出, 围手术期低体温会增加患者术中出血和手术切口感染发生率、降低药物代谢、延长术后复苏时间、诱发心脏疾病等。[1]研究指出, 美国有 50% ~ 70% 的患者经历过围手术期低体温[2], 澳大利亚 2014 年围手术期低体温发生率为 8.5%[3]。我国 2017 年对 28 所医院 3126 例手术患者的调查显示, 约 44.5% 的手术患者围手术期发生过低体温。[4]由于低体温是术中常见且可预防的并发症, 制订科学、合理的保温措施十分必要。因此, 有效预防围手术期低体温的发生, 是促进患者快速康复、提高护理质量的重要目标。

【查房主题】围手术期低体温的预防及护理。
【查房形式】教学查房。
【查房目标】掌握术中低体温的预防与护理要点。
【查房地点】手术室。
【主 查 人】护理组长。
【参加人员】护士长, 胸科初级责任护士小李, 实习护生小甘、小黎。
【查房日期】2021 年 6 月 23 日。
【查房时长】15 min。
【查房内容】

◆ 进入手术室前

护理组长：同学们已经来到我们科室2周了，这周的教学计划是学习胸科的手术。上周同学们已学习了其他外科的手术，整个外科系统已普遍执行了快速康复外科（enhanced recovery after suurgery，ERAS）的模式，相信同学们对ERAS应该有了初步的认识。近年来，随着快速康复外科理念在临床普及，预防围手术期低体温已成为ERAS临床路径中的重要环节。围手术期非计划性低体温，是围手术期最常见的手术综合并发症之一。我们今天以一例预防患者发生低体温的个案，以案例启发的形式进行此次查房。查房前已布置了思考题及需要查阅的资料，下面我们一起学习相关的知识。什么是围手术期低体温呢？

小甘：围手术期低体温是指在围手术期内任何时间段核心温度小于36℃。

小李：围手术期分为术前、术中和术后，术前是指接受麻醉前1h，术中是指麻醉开始至手术结束离开手术间，术后是指从手术间离开后24h内的恢复阶段。

护理组长：看来大家都有认真学习相关知识，围手术期护理内容比较多，今天的重点是低体温的预防。术前预防非常重要，为什么会这么重要呢？

小黎：低体温会引起凝血功能障碍，增加术中出血；会导致手术切口感染率增加，体温下降2℃时患者切口感染发生率会明显增高；还可延缓麻醉药物代谢，延长复苏时间；也会导致术后恢复更慢，使患者住院时间延长；还可抑制窦房结功能，增加外周血管阻力，增加心肌做功和耗氧，引起心肌缺血，从而引起心律失常，诱发心脏疾病。

组长：没错，那目前我国对患者围手术期发生低体温的预防现状如何？

小李：目前已有相关指南或专家共识[4-5]列出预防围手术期低体温的流程及注意事项，并有学者总结了预防围手术期低体温的最佳证据[6]，我国2017年对28所医院3126例手术患者的调查显示，约44.5%的手术患者围手术期发生过低体温[7]。

组长：既然围手术期低体温发生率那么高，我们今天讨论一下是否可以通过干预措施降低它的发生率。下面我们就对胸科19床患者梁某某预防围手术期低体温展开教学查房。首先请实习护生小甘进行简要病情汇报。

小甘：下面我从以下几点进行患者的简要病情汇报。

(1) 一般资料（床号、姓名、性别、年龄、主管医生、家庭情况、过敏史）：19床，梁某某，女，68岁。主管医生为吕医生。患者家庭和睦，经济情况可，无过敏史。

(2) 主要诊断：左上肺尖后段肺癌。

(3) 主要病情（住院原因、目前身体情况、临床表现、饮食、睡眠、大小便、活动情况、心理情况）：患者2011年有"脑梗"病史，曾于我院治疗，既往规范口服"阿司匹林"治疗。一月前出现右侧肢体麻木，以右上肢麻木最明显。拟2021年12月23日在全麻下行"胸腔镜下左上肺癌根治术"，预估手术时间2～3 h。患者无慢性病史，无外伤手术史，无家族遗传病史。美国麻醉师协会（ASA）分级为三级。

(4) 主要辅助检查的阳性结果：①胸部正位片：左上肺尖后段混杂密度结节，考虑周围型肺癌可能，右肺上叶尖段磨玻璃结节，右肺中叶外侧段钙化结节；左肺门区钙化灶；主动脉硬化；胸椎骨质增生。②心电生理报告：窦性心律，心电轴左偏。③实验室检验结果提示凝血酶时间为16.70 s，凝血酶原时间为10.90 s。

组长：刚才我们听取了实习护生小甘的病情汇报，对患者的治疗护理过程有了初步的了解，现对患者病史进行简单总结：该患者为老年患者，文化水平较低；对手术比较担心，心理压力较大；患者长期服用阿司匹林且凝血酶时间延长，更容易增加术中出血；患者大于60岁，ASA分级较高，基础疾病较多；手术较大，手术时间超过2 h，手术需全麻，并且麻醉时间超过2 h，术中需要的输注液体和冲洗液都超过1000 mL。这类患者更容易发生围手术期低体温。接下来我们进病房一起查看并了解患者的情况。

◆ **进入手术室后**

组长：阿姨，早上好！我是今天这台手术的巡回护士小陈，今天带着责任护士小李和实习护生过来看看您。

患者：姑娘，我这个手术什么时候开始啊？手术要做多久啊？手术会不会很痛？

组长：阿姨不用担心，医生们现在还在查房，等一会儿就进来了。放心，有我们麻醉医生在，肯定不会让你感觉到疼痛。

患者：好的，谢谢啊！

组长：那等会由我们的护士小李对梁阿姨做一个全身评估，主要包括术前的体温、皮肤有没有压力性损伤、体重及睡眠质量等方面。（图5-3-3）

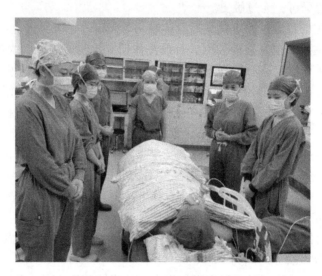

图5-3-3　手术室体查及问诊

小李：梁阿姨，您好！我是小李，昨晚睡得怎么样啊？

患者：不行，这辈子第一次进手术室，紧张得我昨晚都没怎么睡。

小李：阿姨，别担心，我们会全程陪在您身边的。（给患者量一下体温）体温36.6℃。阿姨，您有多高多重啊？

患者：我1.60 m，重50 kg。

小李：阿姨，等一下我可以看一下您的皮肤吗？您现在右边肢体的感觉怎么样？

患者：右边感觉还是不够灵敏，有点麻木。

小李：阿姨，侧一下身（检查患者皮肤状况）可以吗？（阿姨点头，协助阿姨侧身）嗯，阿姨，您的皮肤状况挺好的。患者昨晚没有睡好，精神紧张。患者BMI低于正常值，皮肤状况良好，可以使用加温毯。

组长：引起围手术期低体温的第一个因素是自身因素。当患者年龄超过65岁时，年龄就成为术中低体温发生的独立危险因素。老年人新陈代谢率比年轻人慢，机体温度也比年轻人低，周围环境的温度改变时，机体的体温中枢调节能力薄弱，低体温发生率明显增高。

护士长：我来补充一下，还有其他文献[8]证实，BMI≤25.05 kg/m² 是术中低体温的独立危险因素。可能是因为瘦素的含量和脂肪的保温作用有关，BMI高的产妇体内瘦素含量也较高，瘦素可增加人体代谢率并刺激交感神经，从而产热量也较多。同时，BMI较高的患者自身脂肪比重相对较高，而脂肪具有较好的保温作用，可减少麻醉所导致的核心体温再分配[9]，老年人器官功能逐渐退化，新陈代谢慢，产热速度慢并且皮下脂肪含量减少导致体表散热快，儿童中枢神经系统发育不完善，这些都是导致术中体温下降的因素。

组长：所以针对今天这个患者，我们更需要做好低体温的预防。这个患者有脑梗病史，右侧肢体麻木，温感有障碍，患者的热舒适感主诉并不能正确表达，对这种不能正确表达主诉的患者术前需要进行体温测量。

小黎：患者体温正常是不是不需要做低体温的预防？

小李：不是的。我们知道，如果患者体温小于36 ℃，应立即实施体温保护措施。即使这个患者术前体温≥36 ℃，我们也要持续关注患者体温变化，由于术中热量再分布和体内热量短时间内快速流失，术后体温很难迅速纠正，因此，术前有效评估、及时给予体温保护措施可达到预防目的。我们可以对患者采取20 min以上的预保温。

组长：引起围手术期低体温的第二个因素是环境因素。研究[10]表明，可将术前环境温度≥23 ℃作为A级推荐证据；有文献的随机对照试验结果显示，将环境温度提高到23 ℃（对照组为20 ℃）可降低患者术中低体温的发生率。层流净化系统中快速对流的空气和比体温低的手术室温度这两个因素会加快机体散热速度，皮肤消毒液挥发、手术部位暴露也会导致机体热量丢失过多，致使低体温的发生[11]。预防的要点是将手术室走廊、患者等候区的温度调至23 ℃以上，转运的手术床也可以进行预保温，术前手术间温度要适当调高至24～26 ℃，消毒时非手术区域我们也要盖好被子，防止热量的流失。

护士长：患者全麻后，环境温度要适当调低，但不要低于21 ℃，温度过高会导致手术医生出汗，增加切口感染的风险和导致患者过度保温引起大量出汗，引起高渗性脱水。

小黎：那我们还有其他方法来给患者保温吗?

组长：除了室温的调节,我们还可使用其他保温仪器,如液体血液加温仪、加温毯、鼓风机等。主动保温主要依靠加温设备从体外提供热源维持患者术中体温稳定,从而有效降低患者术中低体温的发生率。研究显示,麻醉诱导前对患者实施 30 min 的主动保温措施可有效降低患者术中低体温的发生率。使用加温毯要注意患者有无压力性损伤、血运障碍、皮肤破损等。[12]如有以上情况可以使用鼓风机。针对这个患者,术前我们已经在她的手术床上铺好了加温毯。阿姨,您现在感觉怎么样,冷不冷?

患者：不冷不冷,怪不得我觉得我下面暖暖的呢,原来是铺了加温毯。

组长：引起低体温的第三个因素是麻醉。麻醉引起低体温的机制是什么?

小李：ASA 分级为 2 级以上的患者较 1 级的患者低体温发生率更高,且 ASA 分级越高,低体温发生风险越高[13-17],麻醉超过 2 h 会更容易发生低体温。第一是因为使用吸入性麻醉药、静脉麻醉药及麻醉性镇痛药均可使中枢神经系统功能受到抑制,体温调节中枢不能应激机体体温变化;第二是因为气管插管,呼吸机的呼吸管路进行气体流动,气体交换会带走部分热量;第三是因为肌松药物会使肌肉长期处于松弛状态,影响肌肉收缩产热,血管扩张,血液循环速度减慢,最终导致机体核心体温下降。

护士长：所以,我们护士要提高手术配合能力,而医生需要掌握和运用精湛的技术,尽量减少手术时间,从而减少麻醉时间。

组长：引起低体温的第四个因素是手术。患者做肺叶切除术,手术较大,手术时间较长,超过 2 h,手术过程中输注液体量一般会超过 1000 mL,每静脉输注 1000 mL 室温晶体液或 1 个单位 0.5 ℃库存血,可使体温下降 0.25～0.5 ℃,所以输入未加温液体超过 1000 mL,低体温发生风险会增高。冲洗未加温液体也容易发生低体温。研究结果显示,术中冲洗液体量 >500 mL 是患者术中低体温的独立危险因素[18]。这个患者在术后需用到的冲洗液会超过 1000 mL,大量液体会带走机体热量,肺与心脏很近,冷水刺激还容易引起心律失常,因此,术中输液要给予液体加温至 37 ℃,术中冲洗胸腔要使用 38 ℃～40 ℃的冲洗液。

护士长：术中要注意进行持续的体温监测,首先是预防术中低体温的发生,其次还可提示保温措施是否有效。这里要注意保暖过度的问题,所以术中要每隔半个小时摸一下患者的皮肤,了解患者有没有出汗,了解患者的体温情况，防止患者大量出汗引起高渗性脱水。

◆ 出手术室

小黎：术前术中的预保温我们都做了，那术后我们还有什么要注意的吗？

小李：手术结束时也要注意给患者保暖，包括两个方面：一是手术室环境的控制，转运电梯、走廊等温度调节，转运床的预保温，可提前20 min用鼓风机将患者转运床预热，同时要减少搬动和转运中的暴露。二是术后将患者转运至麻醉恢复室或病房时应交接患者术前术中体温，在麻醉恢复室或病房也应每隔15 min测量患者的核心温度或体表温度，并采取积极的保暖措施。

组长：下面，我们来总结一下今天学到的知识，引起围手术期低体温的原因有自身因素、环境因素、麻醉因素、手术因素和是否干预。预防围手术期低体温的措施包括：调节环境温度，使用加温设备，减少手术时间，对静脉液体及冲洗液进行加温。术前、术中、术后均要进行低体温的预防。最后，请护士长总结一下。

护士长：学习了这么多知识，我们也要知道，目前只有27.06%的医院在手术室中实施了预保温，仅有7.06%的医院使用了围手术期低体温风险评估表，有37.65%的医院制订了围手术期低体温预防流程。[19]我们现在在这几个方面做得还不够，这也是我们今后努力的方向。（图5-3-4）

组长：谢谢护士长的指导，我们这次的查房到此结束，下次查房的内容是如何预防术中压力性损伤的发生，请同学们做好准备。谢谢同学们的积极参与！

参考文献

[1] 梁浩, 易杰. 低体温对患者围手术期出血及凝血功能的影响 [J]. 国际麻醉学与复苏杂志, 2016, 37 (11): 1031-1035.

[2] Collins S, Budds M, Raines C, et al. Risk factors for perioperative hypothermia: a literature review [J]. J Perianesth Nurs, 2019, 34 (2): 338-346.

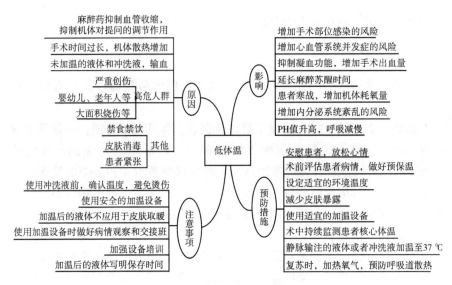

图 5-3-4 教学查房思维导图

［3］Australian Council on Healthcare Standards（ACHS）. Australasian clinical indicator report-16th edition 2007—2014［EB/OL］.（2015-10-25）［2019-12-23］. https：//www. achs. org. au/media/ 102458/ australasian_clinical_indicator_report_2007-2014. pdf.

［4］Horn E P, Klar E, Hcker J, et al. Vermeidung perioperativer hypothermie：umsetzung der S3-Leitlinie［prevention of perioperative hypothermia：implementation of the S3 guideline］. chirurg［J］. 2017, 88 (5)：422-428.

［5］Bashaw M A. Guideline implementation：preventing hypothermia［J］. AORNJ, 2016, 103 (3)：304-313.

［6］余文静, 肖瑶, 胡娟娟, 等. 预防围手术期患者低体温的最佳证据总结［J］. 中华护理杂志, 2019, 54 (4)：589-594.

［7］Yi J, Zhan L J, Lei Y J, et al. Establishment and validation of a prediction equation to estimate risk of intraoperative hypothermia in patients receiving general anesthesia［J］. Sci Rep, 2017, 7 (1)：13927.

［8］孔珊珊, 邓露, 申海艳, 等. 剖宫产产妇术中低体温风险预测模型的构建及应用效果研究［J］. 中华护理杂志, 2021, 56 (2)：165-171.

［9］徐彦, 陈茜, 陆建平, 等. 术后苏醒室低体温发生率及危险因素

[J]. 复旦学报（医学版），2016，43（3）：302-307.

[10] 余文静，肖瑶，胡娟娟，等. 预防围手术期患者低体温的最佳证据总结[J]. 中华护理杂志，2019，54（4）：589-594.

[11] Duryea E L, Nelson D B, Wyckoff M H, et al. The impact of ambient operating room temperature on neonatal and maternal hypothermia and associated morbidities：a randomized controlled trial [J]. Am J Obstet Gynecol, 2016, 214（4）：505.

[12] Shin K M, Ahn J H, Kim I S, et al. The efficacy of pre-warming on reducing intraprocedural hypothermia in endovascular coiling of cerebral aneurysms [J]. BMC Anesthesiol, 2015（15）：8.

[13] Yi J, Xiang Z, Deng X, et al. Incidence of inadvertent intraoperativehypothermia and its risk factors in patients undergoing generalanesthesia in Beijing：a prospective regional survey [J]. PLoS One, 2015（10）：e0136136.

[14] Yi J, Lei Y, Xu S, et al. Intraoperative hypothermia and its clinical outcomes in patients undergoing general anesthesia：national study in China [J]. PLoS One, 2017, 12：e0177221.

[15] TAPPEN R M, ANDRE S P. Inadvertent hypothermia in elderly surgical patients [J]. Aorn J, 1996, 63：639-644.

[16] Forbes S S, Eskicioglu C, Nathens A B, et al. Evidence-based guidelines for prevention of perioperative hypothermia [J]. J Am Col Surg, 2009, 209：492-503.

[17] Miller R D, Cohen N H, Eriksson L I, et al. Miller's anesthesia [M]. 8th ed. Phila-Delphia：Elsevier, 2015：1622-1644.

[18] Yi J, Lei Y J, Xu S Y, et al. Intraoperative hypothermia and its clinical outcomes in patients undergoing general anesthesia：national study in China [J]. PLoS One, 2017, 12（6）：e0177221.

[19] 章明阳，常后婵，梁爱群，等. 广东省85所医院手术室围手术期低体温管理的现状调查[J]. 中华护理杂志，2020，55（7）：1039-1044.

（孙玉勤）

案例三　一例粘连性肠梗阻患者合并器械相关压力性损伤的评估与护理的教学查房

【前言】粘连性肠梗阻作为普外科常见病，占各类肠梗阻的40.0%～60.0%，多为腹部手术后肠粘连或粘连带所致。[1-2]因为再次手术治疗可能有新的创伤导致更为广泛的粘连，故目前对该类患者首选非手术治疗。[3]

近年来，随着医疗技术的不断发展，经鼻肠梗阻导管在粘连性肠梗阻患者非手术治疗中的应用越来越广泛，并取得一定疗效。目前，对于拔管的时间并无确切共识，一般留置5～15天。临床上重视固定的牢固性，却忽略了胃管与鼻黏膜的医疗器械相关压力性损伤（medical device related pressure injury，MDRPI）的发生。据Meta分析结果显示，成人住院患者MDRPI的发生率为10.3%，成人住院患者MDRPI的现患率为6.1%。[4] MDRPI可造成疼痛、感染、组织粘连、功能障碍等不良后果，延长患者的住院时间及增加医疗费用支出，并导致医务人员和医疗机构面临的相关投诉增加。[5]因此，早期积极预防黏膜压力性损伤对提高护理管理质量、提升护理服务水平具有重要意义。

【查房主题】经鼻肠梗阻导管应用中发生医疗器械相关压力性损伤的评估与护理。

【查房形式】教学查房。

【查房目标】掌握医疗器械相关性压力性损伤的评估与护理要点。

【查房地点】胃肠外科。

【主 查 人】总带教。

【参加人员】护士长，高级责任护士，伤口造口专科李护士，实习护生小麦、小陈、小林。

【查房日期】2020年9月6日。

【查房时长】30 min。

【查房内容】

◆ 进入病房前

总带教：大家早上好！欢迎大家参加此次胃肠外科教学查房。参与此次查房的人员有伤口造口专科李护士及3位实习护生小麦同学、小陈同学

第五章 护理教学查房

和小林同学。同学们来我科已经有4周了，根据教学大纲及教学计划安排，此次我们要学习的内容为《外科护理学（第六版）》第29章第1节"肠梗阻患者的护理"，主要是以常见梗阻类型来给大家巩固理论知识，结合临床真实案例为大家呈现个性化护理，同时为大家讲授目前新的知识和理论，做到与时俱进。今天主要以"一例粘连性肠梗阻患者经鼻肠梗阻导管应用中医疗器械相关压力性损伤的评估与护理"为主题进行教学查房。粘连性肠梗阻作为普外科常见病，占各类肠梗阻的40.0%～60.0%，以小肠梗阻较为常见，多为腹部手术术后肠粘连或粘连带所致。因为再次手术治疗可能有新的创伤导致更为广泛的粘连，故目前对该类患者首选非手术治疗。那么，教学大纲中提及的非手术治疗方法包括哪些呢？

小麦：老师，肠梗阻一般会表现为腹痛、腹胀、呕吐、停止排便排气。对于这种情况，一般来说发生肠梗阻首先是禁食，在入院后予留置鼻胃管并遵医嘱予石蜡油鼻饲；同时，在明确不是绞窄性肠梗阻的情况下给予灌肠及解痉止痛，观察排气排便等护理。

总带教：小麦同学回答得很好。作为护理常规，我们必须将这些内容牢记于心，适时应用。对于一例粘连性小肠梗阻的患者来说，长度为120 cm、留置深度为60～75 cm的普通胃管能否改善其症状呢？

小林：我认为胃管长度较短，不能到达梗阻部位，从而达不到吸收潴留的胃肠内容物以及肠内减压的效果，所以症状缓解不明显。

总带教：是的，对于低位性小肠梗阻，胃管远远达不到治疗的效果，所以，近年来，随着医疗技术的不断发展，衍生出了肠梗阻导管的应用，并取得一定疗效。首先让我们了解一下肠梗阻导管。肠梗阻导管一般分为经鼻和经肛两种（图5-3-5和图5-3-6）。

总带教：经鼻的肠梗阻导管，全长3 m，由前水囊、后水囊、补气阀、引流管口及管体构成，经内镜下置入，通过狭窄的幽门，利用肠蠕动到达十二指肠悬韧带，最深到达盲肠。管道到达梗阻部位后，利用负压泵的作用将液体吸出，改善肠道水肿，促进肠管通畅。"三分治疗，七分护理"，除了先进的医疗技术装备，优质的护理及管道的护理也是相当重要的，用九字概括就是"一看二压三标四负压"，具体内容为：查看胶布有无浸湿、松脱或卷边；轻压胶布固定的鼻翼处，询问患者有无痛感；查看有无标识、固定是否规范；留意负压袋是否妥善固定。了解了这些知识，我们来看看33床的患者，请小陈同学先汇报一下病史。

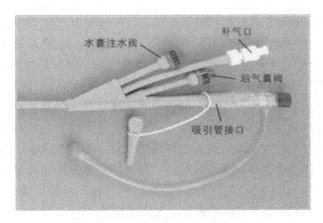

图 5-3-5 经鼻肠梗阻导管

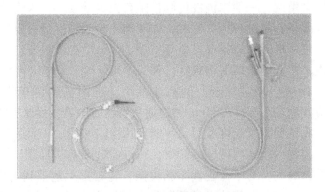

图 5-3-6 经肛肠梗阻导管

小陈：好的，接下来我从以下几方面来简要汇报患者病史。

（1）一般资料（床号、姓名、性别、年龄、主管医生、家庭情况、过敏史）：33床，梁某某，女，59岁；主管医生为岑医生；患者已婚，家庭关系良好，平时由配偶照护，无过敏史。

（2）主要诊断：粘连性肠梗阻，宫颈癌术后。

（3）主要病情（住院原因、目前身体情况、临床表现、饮食、睡眠、大小便、活动情况、心理情况）：患者于2020年8月28日因"宫颈癌综合性治疗后，反复腹胀、腹痛1月余，加重伴肛门停止排气3天"收入我院。2020年1月，在我院妇科行腹式广泛全宫颈切除术＋双侧附件切除＋盆腹腔淋巴结清扫术，2020年3—5月进行3次放化疗，其间因为出现骨髓抑制而停止此治疗方案。2020年7月行免疫抗肿瘤治疗，治疗期间自觉腹胀、腹痛，从肿瘤科转入我科予胃肠减压、护胃等治疗，症状好转出院。2020年8月在无明显诱因情况下再次出现腹胀、腹痛、肛门停止排气而收入我科。患者于2020年8月31日在内镜下留置鼻肠梗阻管，置入深度为95 cm，每日进管20 cm，现为置管第6天，置入深度为195 cm，目前诉有少量排气，未排便，疼痛评分为2分。

（4）主要辅助检查的阳性结果：患者实验室检验结果和胸部前后位影像结果见表5-3-1和图5-3-7。

表5-3-1　实验室检验结果

项目＼报告时间	20200829	20200902	20200906	参考值
血红蛋白（g/L）	84↓	88↓	91↓	115～150
白蛋白（g/L）	35↓	33.4↓	33.8↓	40～55
白细胞计数（9×10^{12} L^{-1}）	3.5	3.37↓	3.52	3.5～9.5
血小板（g/L）	96↓	81↓	71↓	125～350
钾（mmol/L）	3.4↓	2.86↓	3.64	3.5～5.3
葡萄糖（mmol/L）	9.8↑	6.61↑	7.03↑	3.9～6.1

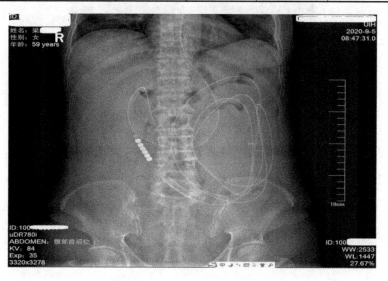

图5-3-7　前后位影像结果

（5）目前治疗及护理措施：禁食，肠外营养支持治疗，鼻饲石蜡油 100 mL/d，每天测量腹围，今日腹围 78 cm。给予五水头孢唑啉 2 g（q8h）、兰索拉唑 30 mg（qd）、白蛋白 100 mL（qd）、呋塞米 20 mg（qd）等药物来进行护胃、抗炎、补充营养、补充白蛋白、利尿等治疗。现促进肛门排气的措施有：①抬臀运动；②下床活动；③穴位按摩；④咀嚼口香糖；⑤中频腹部穴位治疗。患者医疗费用使用医保支付，心态开朗。

岑医生：这位患者在宫颈癌术后行了综合性治疗，反复出现肠梗阻症状，予胃肠减压治疗可缓解，这次入院后腹平片检查发现其梗阻部位位于小肠最狭窄处，即距离回盲瓣 50～75 cm 处，属于低位性机械性肠梗阻。目前患者腹胀明显，在这种情况下使用留置肠梗阻导管进行治疗。2020 年 9 月 5 日在置入肠梗阻导管的情况下，患者的影像学检查结果显示：腹平片左上腹轻度扩张小肠肠拌，结肠内气体减少（图 5-3-8）。这也证明我们的胃肠减压效果还是明显的，一般保守治疗 2 周后，观察效果，若保守治疗无效则采取手术治疗。

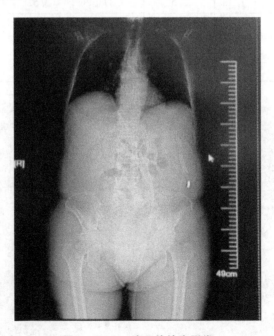

图 5-3-8 腹平片检查影像

总带教：谢谢岑医生的病情补充。我们了解到了该患者是由于腹盆腔手术后造成粘连性肠梗阻。刚才我们介绍了肠梗阻导管的相关特性，它具有粗、硬的特性，而且该管道留置时间较长，因此，我们需要重点要做好皮肤护理，确保鼻翼及鼻黏膜皮肤的完整性，而保证其完整性又与管道固定方法有着密不可分的联系。临床上常用的固定方法更多的是侧重于如何确保胃管的牢固性，却忽略了胃管与鼻黏膜贴合过紧的情况下可能会导致医疗器械相关压力性损伤。什么是医疗器械相关压力性损伤？它与教材中所提到的压疮有何区别？现在有请伤口造口专科李护士给大家讲解。

李护士：首先压疮现更名为压力性损伤，在《2019 压力性损伤防治指南》中，压力性损伤（pressure injury，PI）是指发生在骨隆突处的皮肤或皮下组织的局部损伤，因为压力、剪切力，使得骨突对皮下组织及血管的压迫、变形导致组织缺血、坏死。查房之前大家也回去复习了相关内容并查找相关资料，现在通过一些图片来了解一下压力性损伤分期（图5-3-9）。小林同学你回答一下以下这些图片的分期。

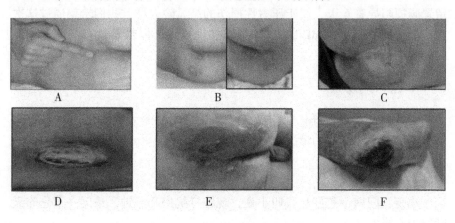

图5-3-9　压力性损伤分期

小林：A 至 F 分别是 1—4 期压力性损伤、不可分期压力性损伤、深部组织压力性损伤。

李护士：小林同学回答正确，这是我们常见的压力性损伤，但在我们临床工作中，另外一类压力性损伤也较为常见，它就是 MDRPI。这类损伤主要是因为医疗器械的使用导致皮肤、黏膜等局部受压造成压力性损伤，压伤部位与所用医疗器械的形状相符，表现为发红、水疱，甚至破溃，伴局部疼痛。大家来看一下常见MDRPI的相关图片（图5-3-10）。第一张图是佩戴N95口罩所致压力性损伤，第二张图是戴氧气面罩所致压力性损伤，第三张图是留置胃管所致压力性损伤，除此之外，手机、呼叫铃、充电线、针帽等也会导致损伤的发生。[6]

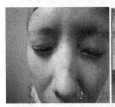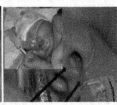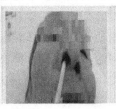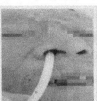

图5-3-10　常见医疗器械相关性压力性损伤

总带教：谢谢李护士的知识讲解及同学的病史汇报。此次我们的查房对象是一例宫颈癌术后粘连性小肠梗阻伴随贫血及低蛋白症状患者，现在留置肠梗阻导管6天，属于压力性损伤的高风险人群，我们希望通过这次查房能让同学们掌握MDRPI的评估与护理要点。那带着这些问题，我们一起去床边看看患者。

◆ 进入病房后

总带教：阿姨你好！我叫小莫，这是小麦，今天我带她们过来看看您，了解一下您恢复的情况。整个过程大概需要10 min，请问您能配合一下我们吗？

患者：可以的。

小麦：阿姨，您好！我叫小麦，现在打扰您几分钟，请问一下您昨天睡得怎么样？

患者：因为肚子还有点胀气，所以晚上会醒来几次。

小麦：今天有没有排气排便？

患者：今天早上放了一个屁，但是还没有拉大便。

小麦：阿姨，因为您现在禁食，没有大便也正常，虽然有排气，但是量不够，说明肠道功能还没有恢复，所以您现在会觉得肚子胀。现在鼻子里留管子就是帮助您缓解梗阻、恢复肠道通畅的一个方法，现在管子也留了6天了，您觉得有什么不舒服吗？

患者：觉得喉咙有点痛，特别是咽口水的时候。

总带教：同学们，患者现在出现咽喉部的不适及疼痛。回忆一下我们刚才的知识讲授，她可能出现了什么护理问题呢？

小陈：老师，这是不是就是刚才李老师说的医疗器械相关压力性损伤？

总带教：很好，掌握得不错。我们要从患者产生损伤的压力、潮湿、年龄、营养、组织灌注及精神心理等方面评估，通过问诊及腹部体格检查来获得资料。体格检查一般的顺序为视、听、扣、触，自上而下进行。接下来由小麦同学来进行体格检查。

小麦：阿姨，我现在要给您检查一下身体，需要您配合我翻身，期间可能会掀开腹部衣服，不过您放心，我会保护您的隐私。您能配合一下我吗？

患者：可以的。

小麦：阿姨，我们先给您检查一下。因为您现在存在贫血及低蛋白的情况，所以，您的面色、眼睑、甲床、口唇及四肢皮肤有些苍白，但是双上下肢体无水肿情况，不用担心，我们会持续关注您的各项身体指标，并给予相应的营养补液治疗。患者留置有管道，观察胃管及 CVC 管固定在位，CVC 管无渗血渗液，周围无红肿，患者无诉疼痛。胃管接负压引流瓶管道引出粪水样黄色内容物，量约 50 mL。按压鼻腔，患者无诉疼痛，肠梗阻导管工型胶布潮湿，撕除鼻腔处保护黏膜的水胶体，观察鼻翼及鼻腔黏膜皮肤完好，观察咽喉壁有轻微发红。腹部视诊见患者轻微腹部膨隆。(图 5 – 3 – 11)

总带教：患者腹部膨隆，我们通过听诊来判断一下患者肠蠕动情况。

小麦：阿姨，现在我要给您听一听肠鸣音的情况。平时有没有感觉肚子咕噜咕噜响。

患者：平时偶尔会响一两声。

小麦：好的，请您放松，不要说话，我现在给您听听。请老师同我一起听肠鸣音。

总带教：好，我们等会儿要是都听到一次肠鸣音就做一个手势，可以吗？

小麦：好的，老师。

小麦：阿姨，刚才您的肠鸣音是 1 分钟 2 次，相对正常情况下还是比

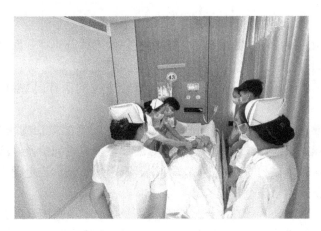

图5-3-11 病房问诊及体查

较少的,说明您的肠蠕动功能还是没有恢复。等会儿检查完后我们会再教您一些方法促进肠功能恢复。

小麦:叩诊部位主要为腹部,发现叩诊音为鼓音,说明该患者的梗阻还是明显的。阿姨,您腹部气体还是比较多的,也是由梗阻未解除所致。触诊时没有发现腹部肿块,按压时有轻微疼痛。

总带教:同学们,通过体查后,大家觉得阿姨目前存在的护理问题是什么?我们可以给患者做哪些宣教呢?

小陈:该患者腹部还是有腹胀、疼痛,相关护理知识缺乏。首先,阿姨您说现在比前两天腹胀有所缓解,那说明肠梗阻导管的减压是有效的,但是在平时活动中要留意负压引流瓶是不是在负压状态,这样才能及时引流出胃内容物,减轻腹胀症状。其次,通过下床活动、抬臀、咀嚼口香糖等措施促进肠蠕动、肛门排气排便。据我所知,您现在下床活动次数也挺多,但是没有固定量化运动。比如嚼口香糖,每次1块,一次15 min,每天3次,通过咀嚼口香糖刺激口腔,增加唾液及消化酶的分泌,对迷走神经与交感神经产生刺激,也可以减少腹痛、腹胀等不适。还有我们平常跟您说的抬臀,要进一步规范动作:保持双腿屈曲,利用脚掌、肩部支撑,由臀肌、盆腔肌施力抬臀,臀部与病床相距一个拳头的距离,持续5 s;每次练习5~10个,每日抬臀50个,同时配合呼吸运动,锻炼我们的腹肌、盆底肌收缩力,并可通过腹腔震动与体位变化,对胃肠道形成良性刺激。现在我们看您做一遍。康复贵在坚持,您一定要加油坚持做。另外,您咽喉部疼痛，我们可以给您使用康复新液喷喉，这种药可以起到生津润喉的作用，我们每天还会用石蜡油润滑您的鼻腔并检查您鼻翼处的皮肤情况，在鼻翼处使用水胶体给鼻黏膜减压。

患者：好的，谢谢你们。

总带教：你客气了，这是我们应该做的，再次谢谢您的配合！

◆ 出病房

总带教：刚才查房同学们都表现得非常好，看得出大家做了充分的准备。特别是同学们能将我们教材上的知识真正融入这次查房的临床实践中，相信同学们能从亲自问诊、体格检查和李护士的专科指导中收获很多。通过这次查房，也相信大家进一步了解了医疗器械相关压力性损伤的评估及护理。刚才小陈同学给患者简单介绍了可以采取的护理措施：包括定期更换3M弹力胶布，检查鼻黏膜皮肤完整性；定期改变粘贴位置，同时给予石蜡油润滑鼻腔；使用水胶体或者泡沫敷料时注意保持合适温湿度，保护鼻黏膜；遵医嘱予三升袋、白蛋白等提供肠外营养支持；等等。相信通过这些措施，我们的患者也会获益颇多。除此之外，《成人医疗器械相关压力性损伤预防的最佳证据》[7]中提到，可以从器械的使用与放置、皮肤/组织评估、皮肤护理、预防性敷料的选择与使用4个方面来预防MDRPI的发生：规定评估皮肤次数每天大于等于2次，应用富含氧的脂肪酸及敷料保湿，为营养不良或有营养不良风险患者提供高热量、高蛋白、精氨酸、锌和抗氧化的口服营养补充剂或肠内配方，提高皮肤抗压能力。根据科室教学计划，下周我们的查房将以"一例直肠癌术后患者早期造口评估与护理"为主题进行教学查房，同学们回去后请预习相关内容。我们这次的查房到此结束，谢谢同学们的积极参与，也感谢我们专科护士的悉心指导！

参考文献

[1] Claudia H M, Francesco S, Eric L, Jean L. Early laparoscopic adhesiolysis for small bowel obstruction: retrospective study of main advantages [J]. Surgical Endoscopy, 2018, 32 (6).

[2] 卢新泉, 刁德昌, 熊文俊, 等. 腹腔镜技术在顽固性粘连性肠梗阻治疗中的应用 [J]. 实用医学杂志, 2017, 33 (02): 253-256.

[3] 董江楠, 蔡晓燕, 乔德林, 等. 经鼻插入型肠梗阻导管治疗粘连性小肠梗阻的临床应用 [J]. 介入放射学杂志, 2015, 24 (05): 430-433.

[4] 曹子璇, 魏亚倩, 章晋, 等. 成人住院患者医疗器械相关性压力性损伤流行特征的 Meta 分析 [J]. 中国护理管理, 2020, 20 (05): 707-716.

[5] 杨小辉, 赵媛媛, 钮美娥. 基于德尔菲法构建成人 ICU 患者压力性损伤风险评估工具 [J]. 护士进修杂志, 2019, 34 (13): 1157-1161.

[6] 张润节, 郭彤, 刘心菊, 等. 两部压力性损伤相关指南推荐意见的解读 [J]. 护理研究, 2020, 34 (24): 4319-4323.

[7] 顾梦倩, 曹松梅, 陈圣枝, 等. 成人医疗器械相关压力性损伤预防的证据总结 [J]. 解放军护理杂志, 2020, 37 (08): 48-52.

(刘玉霞)

案例四　一例直肠癌患者术后早期造口评估与护理的教学查房

【前言】结直肠癌是我国常见的恶性肿瘤之一。近年来，我国结直肠癌发病率和死亡率均保持上升趋势。《2018 中国癌症统计报告》显示，我国结直肠癌发病率和死亡率在全部恶性肿瘤中分别位居第 3 位和第 5 位，其中新发病例37.6万例、死亡病例19.1万例。中国已成为全球结直肠癌每年新发病例数和死亡病例数最多的国家，结直肠癌严重影响和威胁我国居民身体健康。[1]目前，对于结直肠癌患者的治疗多以手术治疗为主，辅之以化疗和放疗。[2]20%～30%的结直肠癌患者需要行肠造口术[3]，全世界每年新增约100万例肠造口患者，中国每年新增永久性肠造口患者约10万例，目前已逾240万例。[4]对于行造口术的患者，由于造口改变了患者原有的排便方式，影响其生理、心理以及社会功能，从而严重影响了患者的生活质量。[5-6]

Danielsen 等[7]研究报道，肠造口引起的造口旁疝、造口回缩及造口周围皮肤刺激性皮炎等并发症发生率高达 23.5%～68.0%，国内肠造口并发症的发生率达 16.3%～53.8%[8]，造口并发症的发生增加了患者的痛苦和经济负担,甚至威胁到患者生命。肠造口患者最需要的是造口护理相关知识、技能的辅导[9],因此,术后早期做好肠造口患者的造口评估与护理可改善其生活质量。

【查房主题】肠造口术后早期造口评估与护理。

【查房形式】教学查房。

【查房目标】掌握肠造口术后早期造口评估与护理要点。

【查房地点】胃肠外科。

【主查人】护士长。

【参加人员】初级责任护士小管,造口专科护士小李,实习护生小林、小熊、小张。

【查房日期】2021年3月27日。

【查房时长】30 min。

【查房内容】

◆ 进入病房前

护士长:这已经是同学们来到我们科的第5周。结直肠癌是我科的专科疾病。我国有行肠造口的患者多达100万人,每年以10万人的数量增长,呈老龄化趋势。根据《外科护理教学大纲》要求,结合我科教学计划,我们今天以一例肠造口术后患者的个案,以案例启发加对比的形式来进行此次查房。查房前已布置了思考题及公布了需要查阅的资料,那么请同学们来回答:什么是肠造口?

小林:肠造口就是人工肛门。

小张:肠造口就是在腹壁做开口,用于排便。

小熊:肠造口无控制大便功能,需要造口袋收集。

护士长:看来同学们有认真复习教科书中肠造口章节的相关内容,包括肠造口的定义、类型、围手术期护理等。其中,围手术期护理内容比较多,今天重点讨论肠造口术后护理评估。肠造口术后患者的护理评估非常重要。为什么会这么重要呢?

小李:2020年1月实施的《中华护理学会团体标准:成人肠造口护理》提到,应术后每日进行造口评估,及时发现造口及周围有无异常情况。一项纳入全球5个国家共6606例肠造口患者的系统评价表明,肠造口周围皮肤并发症发生率为2.7%～69.9%。[10]因此,做好肠造口术后早期造口评估，可提高患者造口护理自信心，降低造口护理难度，从而改善患者生活质量。

护士长：下面我们就16床林某某存在肠造口术后患者最为常见的问题——造口评估展开教学查房。首先请管床实习护生小林进行简要病情汇报。

小林：好的，下面我从以下几方面进行简要病情汇报。

（1）一般资料：16床，林某某，女，68岁；主管医生为岑医生；无药物食物过敏史；患者家庭经济条件较好，有珠海医保，家庭关系和睦。

（2）主要诊断：乙状结肠癌。

（3）主要病情：因下腹痛、腹泻3月余，解黄色或黑色糊样便3～10次/天，2021年2月10日至当地医院消化内科就诊。2月12日全腹部CT平扫提示乙状结肠病变，近端结肠轻度扩张积粪。患者2月21日从急诊科转入胃肠外科，经CT、肠镜检查明确诊断为乙状结肠癌，经术前准备，于3月21日在全麻下行腹腔镜探查＋直肠癌根治＋末端回肠造口＋腹腔引流术。术后带回腹腔引流管接负压引流瓶、尿管接消毒引流袋，右锁骨下静脉导管接三通管，一路接液体，另一路接镇痛泵。患者右下腹可见回肠造口接一件式平面透明造口袋。目前患者为禁食状态，一级护理，卧床状态，ADL评分25分，Braden评分19分，造口无排气排便，术区敷料少量渗血，VAS疼痛评分2分。患者目前心理状态为焦虑。

（4）主要辅助检查的阳性结果：患者总蛋白55.40 g/L↓，白蛋白31.70 g/L↓，D－二聚体1199 ng/mL↓，中性粒细胞偏高（白细胞计数 10.77×10^9 L^{-1}↑、中性粒细胞计数 7.83×10^9 L^{-1}）。部分实验室检验结果见图5-3-12至图5-3-14。

（5）目前治疗及护理措施。禁食，予肠外营养支持治疗。现有促进造口排气的护理措施：早期功能锻炼有①抬臀运动，臀部抬高悬空，离床垫一拳头距离，10～15下/次，3～6次/日；②四肢活动；③踝泵运动，4～6次/日，2～5分钟/次；④有效咳嗽及深呼吸（缓慢深吸气、缓慢呼气，4次/日、每次5～10分钟）；⑤咀嚼口香糖，1次4～6小时。穴位按摩有①合谷穴按摩，4～6次/日，2～5分钟/次；②足三里按摩，4～6次/日，2～5分钟/次；③中频腹部穴位治疗，2次/日。

（单位：g/L）

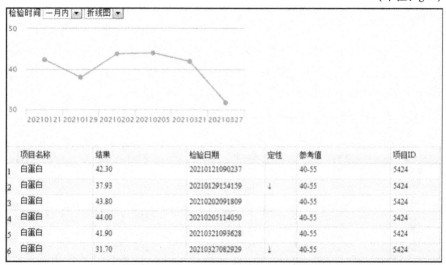

图5-3-12 白蛋白检查结果及趋势

（单位：g/L）

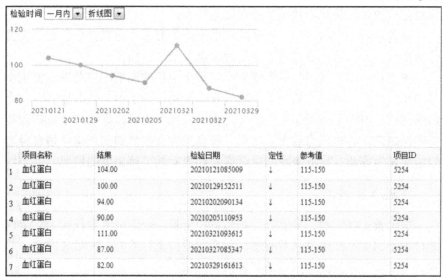

图5-3-13 血红蛋白检查结果及趋势

(单位：g/L)

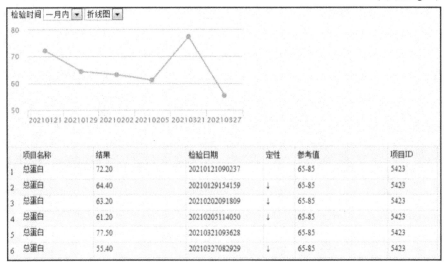

图5-3-14 总蛋白检查结果及趋势

（6）主要护理问题：该患者为老年患者，文化水平较低，患者及家属对造口护理相关知识缺乏，心理压力较大。

小管：在介绍病情时，患者的辅助检查需要关注血红蛋白、血小板及体质指数，了解这些情况可以全面评估患者的全身情况。

护士长：刚才我们听取了管床实习护生小林的病情汇报及责任护士小管的病史补充，对患者的治疗护理过程有了初步的了解，现对病史做一个简单总结：该患者为老年患者，文化水平较低，患者及家属对造口护理相关知识缺乏，心理压力较大，因此，教会患者及家属如何正确评估自身造口情况尤为重要。接下来我们进病房一起查看并了解患者的情况。

◆ **进入病房后**

护士长：林阿姨，早上好！我是罗护士长，今天带着责任护士、造口专科护士和实习护生过来看看您，对您的造口进行检查，并跟您讲解一些术后早期造口评估的知识，请阿姨认真听哦。

林阿姨：好的，谢谢你们！我和我老伴正好也不懂我肚子上挂着的袋子应该怎么去观察，正发愁呢。

护士长：林阿姨不用担心！一会我们一边帮您检查，一边讲解，如果有疑问可以随时打断我们。整个过程大概需要 15 min 的时间，请问您可以配合吗？

林阿姨：可以的！

护士长：那等会儿我们责任护士小管会对林阿姨做一个全身评估，主要对有无胃肠道症状、伤口疼痛及睡眠质量等方面进行问诊。

小管：林阿姨，您好！我是您的管床护士小管。您有没有感到恶心、想吐？

林阿姨：没有。

小管：那昨晚睡得怎么样？伤口有无感到疼痛影响睡觉呢？

林阿姨：因为有这个镇痛泵，我昨晚睡得还可以。

护士长：接下来我们来进行体格检查，同学们来思考一下，我们的体格检查包括哪两方面？

小林：全身评估和局部评估。

护士长：下面由小管老师做患者的全身评估，同学们要仔细看一下体查的重点在哪里。

小管：（边体查边汇报）体查主要从四方面进行，即视、听、叩、触。首先是视诊，林阿姨精神状态好，全身皮肤黏膜正常，眼睑结膜颜色正常，面色一般，口腔黏膜完整，甲床回血稍迟钝，右颈部 CVC 敷料干洁，穿刺点无红肿，腹部平坦，腹式呼吸，腹部伤口敷料干洁，腹腔引流管及尿管均引流通畅，右下腹造口袋粘贴完好，未见胀袋及排泄物，有大概 10 mL 淡红色液体；其次是听诊，听诊的位置在脐周，肠鸣音每分钟 2 次；再次是叩诊，呈鼓音，主要集中在上腹部及左下腹，无移动性浊音；最后是触诊，先从患者伤口对侧不痛的位置开始，以浅触诊、倒"S"形手法进行，腹部无触及包块，无腹膜刺激征。林阿姨，刚才帮您检查了，基本情况是正常的，请不用担心。（图 5-3-15）

护士长：刚刚小管老师完成了对患者的全身检查，接下来我们来对造口进行局部评估。造口的评估主要包括十大要点：位置、类型、颜色、高度、形状、大小、黏膜皮肤缝合处、造口周围皮肤、袢式造口支撑棒、排泄物。根据患者的特点，我们今天重点评估造口的位置、类型、颜色、水肿、排泄物及排气情况。

护士长：那我们先从位置开始。同学们看一下林阿姨造口的位置是在

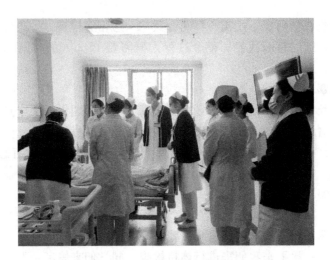

图 5-3-15　病房问诊患者及体格检查

哪里呢？

小张：林阿姨的造口在右下腹部，我观察到 27 床陈伯的造口是在肚脐上靠左，而 36 床赵阿姨的造口位于左下腹部，所以我有个疑问，就是患者造口位置的选择是按照什么原则确定的呢？

小熊：我觉得没有要求，只要在腹部上就好。

小李：不是的，造口位置的选择主要根据患者肠管病变的部位、医生的手术方式及造口治疗师的术前造口定位三方面决定，通常我们根据患者腹部和解剖位置将其划分为右下腹的回肠造口、左下腹的乙状结肠造口、上腹部的横结肠造口，不同的造口类型患者的排泄物形状也会不一样。

护士长：刚刚我们造口专科护士小李也提到造口的排泄物性状和患者的造口类型是有关联的，那林阿姨的是位于右下腹的回肠造口，结合患者回肠造口的解剖特点，术后早期会排泄墨绿色水样便，早期造口底盘发生渗漏的风险大，容易造成造口周围皮肤出现粪水性皮炎，所以我们更换林阿姨造口袋的次数要比横结肠造口、乙状结肠造口多。

林阿姨：难怪我老伴说我这几天袋子里收集的大便很稀，那我应该隔几天换一次造口袋呢？

小管：您的造口袋更换时间尽量安排在空腹时，然后建议 2～3 天就要更换一次。

小林：我记得我的带教老师跟我说过，造口颜色的观察也很重要。

护士长：说得非常对，我们可以通过造口颜色判断造口血运的情况，造口血运的评估是术后造口评估的重中之重。同学们觉得林阿姨的造口黏膜颜色是什么样的？

小熊：好像和我们口唇的颜色是一样的，粉红色的。

小林：那我可以这样理解吗，就是如果我观察到造口黏膜颜色是苍白的，那是不是就意味着可能存在贫血风险？

小李：对的，我们这时候可以重点关注下患者的白蛋白情况及身体质量指数，一般回肠造口的患者电解质丢失比较严重，营养状况都会比较欠缺，所以造口黏膜呈现的颜色一般是粉白色。同学们在造口门诊见习的时候有没有见过其他颜色的造口呢？

小张：我在造口门诊的时候看见过一位大叔的造口黏膜颜色是紫黑色的，听老师说那是因为患者肠管静脉回流受阻，导致造口黏膜有些缺血坏死。

小林：像刚刚大家说到的情况，我想知道术后观察造口血运的时机怎么选择？

小李：这个问题问得非常好。造口血运的观察时间窗是术后的 24～48 h，这个时间段也是造口缺血坏死的高发时期。

护士长：我要补充的一点是，同学们要注意怎么评估造口局部的血运情况。可以用手掌感受造口黏膜的温度，除此之外还可以观察到造口袋是否有一点湿润，当造口缺血坏死的时候摸起来会很干涩。

小管：林阿姨您刚刚听到了吧？您的造口黏膜颜色是粉红色的，是正常的颜色，平时你可以自己触摸一下你的造口是不是有温度的、湿润的。

林阿姨：好，我记住了，我现在摸一下确实有暖暖的感觉。

护士长：同学们有没有留意到林阿姨的造口跟现在 3 床即将要回纳的患者造口大小不一样呢？想想可能是什么原因？

小林：水肿吗？

小张：我觉得应该是水肿，根据刚才的体格检查情况，林阿姨的甲床有些苍白，然后白蛋白是 36.54 g/L。

小李：是的，大多数造口术后患者都会出现水肿，那其实也是正常现象，一般在 6～8 周之后水肿会随着营养状况的改善而消退。所以，一般的水肿临床上我们是可以不做处理的，我们可以指导患者裁剪造口底盘的时候要比造口根部大 3～6 mm，同时清洗造口周围皮肤时动作要轻柔，避免损伤造口黏膜。

护士长：接下来我们讨论一下林阿姨最关心的问题：什么时候能吃东西？同学们应该怎么观察肠造口的患者肠道功能是否恢复了呢？跟正常患者会有哪些区别？

小熊：正常的都是通过问患者肛门有没有排气，那造口的患者就应该是观察造口袋是否会胀袋来判断肠道功能的恢复情况。

小林：对呀，我上次更换造口袋的时候听到了肠造口发出的"噗噗噗"的声音，还觉得很奇怪。

小李：所以，术后早期患者应该选择透明、不含碳片的造口袋，这样既可以观察到造口黏膜的颜色，也可以观察到造口袋是否胀袋，由此医生才能有依据判断患者是否可以进食。

护士长：我们刚刚从造口的位置、造口血运观察、造口水肿以及如何判断胃肠道功能是否恢复这几个方面进行了造口护理的指导。现在我们来评估下林阿姨对造口相关知识的掌握情况。林阿姨，您的造口黏膜是什么颜色的呢？

林阿姨：这个我们听得很认真，并且你们讲得也通俗易懂。我的造口颜色是粉红色的，是正常的颜色。

护士长：那什么情况下知道造口有排气了呢？

林阿姨：刚刚我记得是说要观察到我的造口袋有没有鼓起来。

护士长：看来林阿姨对这些知识掌握得非常好，谢谢您的配合。林阿姨，我们造口专科护士小李制作了一本造口护理手册，您有空的时候可以翻阅，有不明白的随时可以咨询我们护士。

◆ 出病房

护士长：刚才查房时同学们都表现得非常好，看得出做了充分的准备。特别是同学们能将我们这个查房的病例和其他病例进行对比，把教材上的知识真正融入临床实践中，相信同学们能从小管老师的体格检查和小李老师的专科指导中收获很多。教会患者简单便捷的造口评估，通过这次查房我们的患者也会获益颇多。对于造口评估工具，我想请我们造口专科的小李老师跟同学们分享下有没有什么新的技术或工具。

小李：通过查阅国内外相关文献，我们发现国外学者有研发一款名叫 Body Check 的评估工具，评估内容也是我们刚刚提及的四大项目。其实国内还没有一款适用于造口患者及家属的造口评估工具,所以我根据国外的这款 Body Check 量表进行了改良,设计了适合我们科造口患者的评估工具,目前也是在试行阶段,后期会根据患者的反馈不断改进。

  护士长:刚才我们教会了患者及家属在术后早期应该重点观察和识别造口的位置、类型、造口的排气及排泄物、造口的血运情况及造口水肿。通过此次教学查房,我们不仅教会患者及家属如何简单评估造口,也借助个案加案例对比型教学查房模式让实习同学在掌握基本知识的基础上,从专科角度更加深入了解教学查房内容。正常的造口黏膜颜色应该是牛肉红或者玫瑰红,如出现紫黑色或黑色,说明造口出现了缺血坏死,应及时至造口门诊就诊。术后早期造口黏膜水肿大多是术中牵拉肠管引起的,6~8 周会恢复正常。不同的肠造口位置,其排泄物性状也不一样。术后早期因禁食状态,排泄物大多呈墨绿色水状,随着饮食级别的更改,排泄物会逐渐从水状过渡至糊状,而结肠造口后期排泄物较为成形。我们刚刚教学查房的对象林阿姨的是回肠造口,排泄物一般呈糊状,如患者及家属护理不当,将很容易引起造口底盘渗漏出现粪水性皮炎。下一次我们的教学查房主题是"如何预防回肠大排量造口的粪水性皮炎的发生",同学们回去后请预习相关内容。我们这次的查房到此结束,谢谢同学们的积极参与,也感谢我们专科护士的悉心指导!(图 5-3-16)

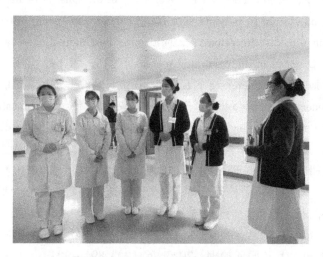

图 5-3-16 主查人做教学查房总结

参考文献

[1] 中国结直肠癌诊疗规范（2020年版）[J]. 中华外科杂志, 2020, 58(8): 561-585.

[2] 漆爱青. Roy适应模式对肠造口手术患者病耻感的影响 [J]. 全科护理, 2018, 16 (33): 4159-4161.

[3] World health organization. Cancer Today [EB/OL]. (2018-09-20) [2019-09-10]. http://gco.Iarc.fr/today/data/factsheets/populations/160-china-fact-sheets.pdf http://gco.Iarc.fr/today/data/fact-sheets/populations/160-china-fact-sheets.Pdf.

[4] Grant M, McCorkle R, Hornbrook M C, et al. Development of a chronic care ostomy self-management program [J]. J Cancer Educ, 2013, 28 (1): 70-78.

[5] Mols F, Lemmens V, Bosscha K, et al. Living with the physicalandmental consequences of an ostomy: a study among 1-10 years rectal cancer survivors from the population-based PROFIFLES registry [J]. Psycho-oncology, 2014, 23 (9): 998-1004.

[6] Herrle F, Sandra-Petrescu F, Weiss C, et al. Quality of life and timing of stoma closure in patients with rectal cancer undergoing low anterior resection with diverting stoma: a multicenter longitudinal observational study [J]. Diseases of the colon and rectum, 2016, 59 (4): 281-290.

[7] Danielsen A K, Soerensen E E, Burcharth K, et al. Learning to live with a permanent intestinal ostomy: impact on everyday life and educational needs [J]. J Wound Ostomy Continence Nurs, 2013, 40 (4): 407-412.

[8] 杨秀秀, 付菊芳, 李秦, 等. 结肠造口患者并发症危险因素及知识需求的研究 [J]. 护理研究, 2012, 26 (15): 1364-1366.

[9] 徐静, 秦殿菊, 封桂英, 等. 永久性肠造口患者自我感受负担与焦虑抑郁的相关性 [J]. 全科护理, 2016, 14 (33): 3550-3552.

[10] 刘莺歌, 曹秋君, 吴燕. 肠造口周围皮肤并发症发生影响因素的系统评价 [J]. 循证护理, 2020, 6 (9): 894-904.

（赖金满）

案例五　一例胃大部分切除术后出血观察的医护一体化护理教学查房

【前言】胃癌手术后出血是风险极高的并发症之一。严重的术后出血不仅增加病死率、延长住院时间，甚至导致较差的肿瘤学预后。胃癌根治术后出血属于少见并发症，发生率在 0.3%～6.0%，但是却有较高的死亡率，死亡率为 10.0%～20.0%。[1]因此，要明确其高危因素及预防、处理原则。

由于胃大部分切除术的实行，胃癌术后 24～48 h 的早期出血发病率逐年升高，因此，预防性的观察及护理显得尤为重要。然而胃癌术后出血无统一的诊断标准。文献表明，胃癌术后出血是指：①胃癌术后临床观察到的出血症状，如胃管、腹腔引流管出现新鲜血液，出血量 >100 mL/h。②患者具有严重消化道出血的相关症状，如大量呕血、黑便。③患者出现非血源动力学不稳定或休克表现。④血红蛋白水平较术前显著下降。[2-4]

本次查房我们将从四大方面对患者进行预防性的胃大部分切除术后的出血观察及护理。具体内容包括关注患者生命体征、皮肤情况、尿量及伤口渗液等；手术相关的引流管，如胃管及腹腔引流管等；患者腹部情况，如有无腹胀、腹痛等。当患者出现血性引流液时，会产生焦虑、恐惧的心理，因此，胃大部分切除术后出血的观察及护理作用不容忽视。

【查房主题】胃大部分切除术后出血的观察及护理。
【查房形式】教学查房。
【查房目标】掌握胃大部分切除术后出血的观察及护理。
【查房地点】胃肠外科。
【主查人】护士长。
【参加人员】初级责任护士小罗，卜医生，实习护生小林、小熊、小张。
【查房日期】2020 年 9 月 3 日。
【查房时长】30 min。
【查房内容】

◆ 进入病房前

护士长：各位老师、同学们，大家早上好！大家来到胃肠外科已经第 3 周了，今天结合我们科室的教学计划，组织此次教学查房，主题为"胃大部分切除术后出血的观察及护理"。同时，我们也非常荣幸邀请到卜医生参与此次查房。胃癌是我科的专科病,在外科学教材中也是重点章节,其中出血是腹腔镜胃癌根治术(LRC)术后最严重的并发症,亦是术后探查的主要原因,发生率为0.3%～6.0%。我们查房前已经布置相关的内容让大家复习,在查房开始前我们来讨论几个问题,看看同学们的复习情况。胃大部分切除手术的方式有哪些?

小林:有毕一式、毕二式及Roux-en-Y式。

护士长:那么哪些术式属于胃大部分切除术呢?

小熊:毕二式及Roux-en-Y式。

护士长:出血作为其最严重的并发症,发生在什么时候?

小张:术后24～48 h。

护士长:同学们回答得非常好。那么接下来请小林汇报一下患者相关的病史。

小林:好的,下面我对患者的病史做一个简单的汇报。

(1) 一般资料:7床,黄某某,男,69岁;主管医生为岑医生;家庭经济状况良好;既往无特殊过敏史。

(2) 主要诊断:胃底贲门癌。

(3) 主要病情:患者主诉腹痛并体重减轻,于2020年6月入院,9月1日在全麻下行腹腔下胃空肠Roux-en-Y式吻合术,术后留置胃管、腹部引流管及尿管各1条。9月1—4日每日最高引流量为胃管20 mL,暗红色;腹引240 mL,暗红色。9月5日10:00,患者出现头晕乏力并排柏油便800 mL,急查血常规,血红蛋白低至55 g/L,随后立即紧急输注红细胞250 mL,9月7日患者血红蛋白升至76 g/L,腹引流量45 mL,暗红色,胃管引流量0 mL,尿管已拔出。患者目前为一级护理,暂禁食,已下床活动,已排气排便,患者活动可,适应疾病心理良好。

(4) 主要辅助检查的阳性结果:2021年7月胃镜示胃底、胃体见巨大肿物,提示胃底贲门癌。实验室检查结果见图5-3-17和图5-3-18。

(5) 用药情况、治疗目的:予补液、奥曲肽抑酸、奥美拉唑护胃及头孢美唑钠抗感染治疗。

(6) 患者主要护理问题:有出血的风险,与术式及营养相关。

护士长:听取了小林的汇报,我们请卜医生为我们讲解一下手术的过程。

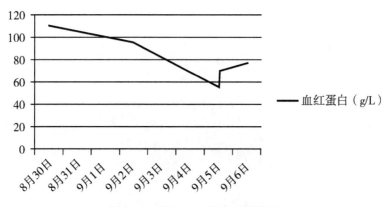

图 5-3-17　血红蛋白含量趋势

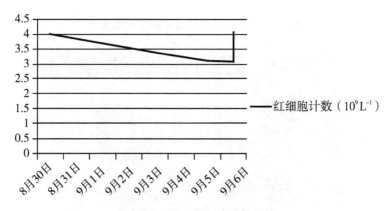

图 5-3-18　红细胞计数趋势

卜医生：该患者癌肿的位置位于胃大弯处，范围较大，同时伴有较为严重的胃食管反流，适用于胃空肠 Roux-en-Y 式吻合术。胃空肠 Roux-en-y 吻合术主要在距 Treitz 韧带 20 cm 处切断空肠，远十二指肠端与胃残端的大弯侧吻合。在距空肠－胃吻合口 35～45 cm 处，行空肠十二指肠残端与空肠端侧吻合。如图 5-3-19 所示，大家可以看到在吻合后，由于胰液、胆汁及胃液分泌处离胃吻合口相距较远，发生胃食管反流的可能性较小，但吻合口较多的情况下，发生吻合口漏，甚至出血的风险就会高很多。（图 5-3-20）

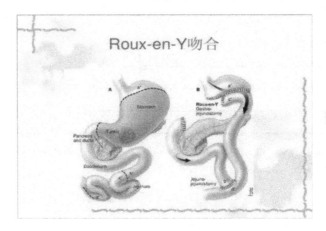

图 5-3-19　胃空肠 Roux-en-Y 式吻合术

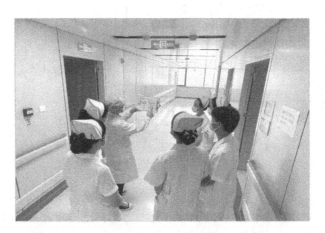

图 5-3-20　卜医生讲解胃空肠 Roux-en-y 吻合术

卜医生：我们再来看另外两种手术方式。Billroth Ⅰ式是在胃大部切除后将胃的剩余部分与十二指肠切端吻合，在此原则下有多种变式。此法的优点是操作简便，吻合后胃肠道接近于正常解剖生理状态，所以术后由于胃肠道功能紊乱而引起的并发症少；缺点是切除范围较小，不适用于胃大部分切除术。Billroth Ⅱ式是在胃大部切除后，将十二指残端闭合，而将胃的剩余部分与空肠上段吻合。此法的优点是胃切除多少不因吻合的张力而受限制，胃体可以切除较多，溃疡复发的机会较少；缺点是手术操作

比较复杂，胃空肠吻合后解剖生理的改变较多，引起并发症的可能性较大，有的并发症甚为严重。（图5-3-21）

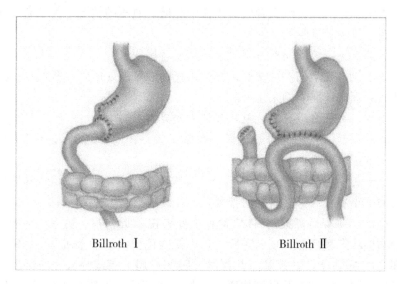

图5-3-21　Billroth Ⅰ式和Billroth Ⅱ式

护士长：我们都知道出血发展迅速，因此，更好地做好出血的观察、预防及护理就非常重要了。我们一起去看看患者的情况。

◆ 进入病房后

护士长：黄爷爷，我们今天带同学针对您进行一个教学查房，大约需要15 min，请您配合一下可以吗？您今天感觉怎么样？

患者：还可以，下床走已经不像之前一样感到头晕了。

护士长：同学们请思考一下，黄爷爷之前为什么会觉得头晕呢？

小熊：因为爷爷术后有出血。

护士长：为什么会出血呢？

小张：因为黄爷爷伤口没长好。

小罗：爷爷比较消瘦，BMI只有$18.5\ kg/m^2$，同时白蛋白低，营养状态差；年龄大，血管脆性大而且凝血功能差，导致其伤口愈合差。

护士长：很好，我们查房前也讨论过，及时发现及预防出血，做好出血的观察及护理非常重要。今天从出血的观察开始，我们应该怎么对爷爷进行体查呢?

小熊:应该关注爷爷口唇、甲床及眼睑的情况。

小张:还应该关注患者生命体征中脉搏、血压的情况,关注有无休克的表现,关注引流管的情况。

小林:还应该问问爷爷有没有呕血或者黑便。

护士长:同学们讲得很好,我们体查的顺序是先问诊。我们可以问爷爷什么问题?请同学们来思考。

小林:爷爷有没有出现呕吐或者大便异常?

患者:就做完手术的第3天,我排了大约100 mL的暗黑色稀烂便,现在没有排这种颜色的大便了。

护士长:小林同学继续进行全身体貌的视诊及腹部叩诊和轻微触诊,责任护师小罗在一旁进行相关指导。

小林(体查后汇报):体格检查主要是视、听、叩、触诊。视诊:爷爷的精神状态稍疲惫,皮肤黏膜、口唇及脸色稍白,甲床回血稍迟钝,右颈部CVC敷料干洁,穿刺点无红肿,腹部平坦,腹式呼吸,腹部伤口敷料干洁,腹腔引流管及尿管均固定通畅,我们要注意腹部引流液的性质、颜色及量的变化,若出现血性引流液1 h大于200 mL,则要注意出血的发生。同时,我们还应该关注患者生命体征及检验结果的变化,是否出现心率增快及血压下降的情况,关注患者血红蛋白的变化,如24 h内是否大于39 g/L。听诊:听患者脐周的部位,肠鸣音为3次/分。叩诊:呈现轻微的鼓音,无移动性浊音。触诊:呈倒"S"形手法进行,避开手术伤口,无明显压痛及腹膜刺激征。爷爷,刚刚帮您检查了,您就是还有中度的贫血情况,我们会进行相关补液及观察护理,等您后期能够进食时我们再给您做相关的饮食宣教,请您不用担心。(图5-3-22)

护士长:小林同学做的体查有没有补充的地方?

小熊:还应该关注爷爷的脉搏和血压,关注引流量的情况。刚刚早上监测是正常的,腹引流量45 mL,暗红色,胃管引流量0 mL。

护士长:小熊同学补充得很好。对于出血,我们应该从4个方面去关注:是否有贫血貌,包括观察眼睑、脸色、嘴唇及甲床等的颜色;检验结果,血色素及红细胞计数等;引流管,包括引流液的颜色、性质和量;生命体征,包括心率、血压及休克指数等指标。那么出血时引流管会有什么变化呢?

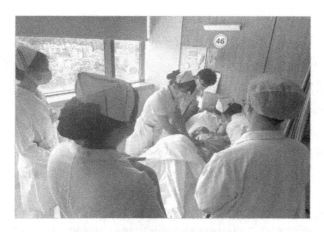

图 5-3-22 查房体格检查及问诊

小林：患者出血时会流出鲜红色的引流液 1 h 大于 200 mL 或者 1 d 大于 500 mL。

护士长：很好，那么生命体征应该关注哪些？

小林：应该关注脉搏和血压的变化。

护士长：那么脉搏和血压哪个先改变呢？脉搏和血压的变化说明什么呢？

小熊：如果出血，一般脉搏首先会变快，因为休克初期就是脉搏先快然后血压后降。

护士长：很好，我们也要记住休克指数的公式：休克指数＝心率÷收缩压。休克指数大于多少为休克？

小罗：休克指数大于 1 为休克，大于 2 为严重休克。爷爷 9 月 5 日 10:00 的血压为 88/47 mmHg，脉搏为 95 次/分，休克指数大于 1，是属于休克的情况。

患者：我还是很害怕再出现那次的情况。

护士长：爷爷，您不用太过担心！您当时是基础营养情况太差了，经过这几天的调养，您的白蛋白及血红蛋白指标已经好很多了，凝血功能也好了，发生出血的概率就会大大降低。同学们，接下来爷爷应该注意哪些内容？

小张：爷爷您应该注意是否还有头晕、心慌、贫血的表现，引流管的颜色有没有突然变红，伤口敷料有无渗血，注意不要牵拉到胃管及腹引管，有腹痛、排黑便或呕血等情况应及时告知我们。

护士长：小张同学补充得很好。出血是一个动态的过程，我们要经常关注爷爷的情况，现阶段的治疗是通过肠内营养补充白蛋白及营养液。爷爷，等病情好转能进食后，我们会指导您如何补充蛋白及铁剂。请问爷爷还有什么问题吗？

患者：没有了，谢谢你们！

护士长：不客气，祝您早日康复！

◆ **出病房**

护士长（总结）：同学们在这次的查房中表现得很好，对查房前相关的知识准备得很充分，对相关的知识也了解得很透彻，在查房过程中积极参与及主动思考和提问。我们通过这次查房了解了胃大部分切除术后出血的观察主要包括四大方面内容。此次查房还使用了思维导图及医护一体化的方式。我们下次查房的主题还是与胃大部分切除术有关，我们将对患者的饮食护理进行一次教学查房，请同学们复习相关内容。（图5-3-23）

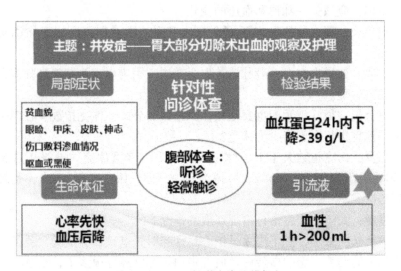

图5-3-23　教学查房思维框架

参考文献

[1] 李子禹，李浙民，等. 腹腔镜胃癌根治术后出血的原因及处理策略 [J/CD]. 中华普外科手术学杂志，2015，37（4）：90-93.

[2] 刘文涛，燕敏. 胃癌术后迟发性出血原因分析及处理 [J/CD]. 中国实用外科杂志，2015，9（2）：348-351.

[3] Linder G, Lingblad M, Djerf P, et al. Validation of data quality in the Swedish National Register for oesophageal and gastric cancer [J]. Br J Surgery, 2016（103）：136-137.

[4] Jensen H, Torring M L, Vedsted P. Prognostic consequences of implementing cancer patient pathways i Denmark：a comparative cohor study of symptomatic cancer patients in primarycare [J]. BMC Cancer, 2017（17）：627.

（陈健敏）

第六章 多学科协作护理查房

第一节 多学科协作护理查房的基本概念

随着医学模式向以患者为中心转变,多学科团队(multidisciplinary team,MDT)成为我国医疗机构探索与发展的新方向,旨在为患者提供全方位、专业化、规范化的诊治策略及优化整合医疗资源配置。多学科护理查房是在MDT应用过程中产生的与MDT相适应的工作模式,集各学科护士优势对患者进行全方位综合护理,有利于改善患者的预后。

一、概念

多学科协作护理查房是以综合治疗的整体服务模式为基础、专科处理为核心、患者个体化需求为导向,团队成员间在分工基础上合作,以使患者得到整体化、全程化、专业化治疗的护理多学科协作模式。

二、核心理念与目标

多学科协作护理查房的核心理念是以患者为中心,针对特定疾病,依托MDT,制订规范化、个体化、连续性的综合护理方案。其核心目标是为患者设计最佳护理方案,确保最佳护理效果,打破传统的各自为政的分科护理体系,整合各学科专业技术的团队优势,不同专业背景的专家为患者量身定制最佳的诊疗护理方案,从而提供专业化、精准化、个体化、规范化和全程、全方位的"一站式"诊疗护理服务。多学科协作护理查房能有效避免治疗、护理不到位给患者造成的不必要的损失，实现资源共享，有利于提升专科人才的培养和学科团队建设，打造护理学科品牌，实现医、教、研融合发展。

第二节　多学科协作护理查房的基本流程

MDT 护理查房的基本流程一般包括责任护士向 MDT 护理团队提交申请表；MDT 护理团队将申请表交科护士长审核并联系相关专家组成员；责任护士着手准备和完善患者的各项检查与护理记录单；MDT 协调员提前传送电子病历和 MDT 确认表给受邀专家；会议主席确定 MDT 时间和地点；MDT 协调员联系专家并组织安排 MDT 会议；受邀专家查看患者发表建议，会议主席总结讨论并发布最终护理决策；责任护士打印会议记录，会议记录经会议主席签名后交患者科室及 MDT 护理团队；会议主席将最终护理决策对患者或家属进行相关告知，获得患者或家属同意，相关科室组织实施护理方案，详见图 6-2-1。

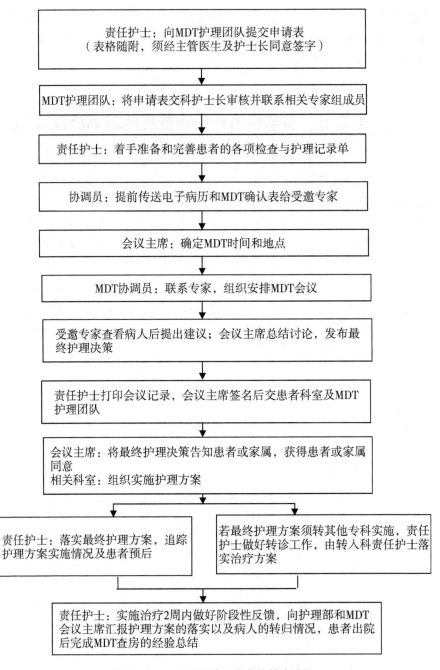

图6-2-1　MDT护理查房的基本流程

第三节　多学科协作护理查房的个案模式

案例一　　一例特重度烧伤患者的护理 MDT 讨论

【前言】据文献报道，每年我国人群中有 500 万～ 1000 万人被烧伤，且较多见于煤炭、石油、化工及冶金等行业；根据世界卫生组织统计，烧伤的发生率在所有损伤中排第 4 位，高于人类免疫缺陷病毒感染与肺结核发生率之和。[1]全世界大约有 10 万名患者因烧伤而死亡，死亡率约为 6.5%。烧伤是全球最大的公共卫生问题之一。[2]烧伤引起的毁容及关节功能障碍等后果，需要长期的康复、大量的皮肤移植、痛苦的物理治疗，甚至反复的手术修复，留给受害者及家属心理上以及身体上双重痛苦，严重影响患者的生活质量。[3]

烧伤会导致多种并发症，如胸（腹）腔间隙综合征、吸入性损伤、脓毒血症、脏器功能障碍等，严重影响烧伤患者的临床救治，增加治疗难度，患者的死亡率也相应增高。[4]烧伤患者的三大并发症是休克、感染和吸入性损伤。在所有死亡病例中，脓毒症和器官并发症（内脏器官衰竭和出血）是最常见的并发症，也是最重要的死亡原因。通过统计发现，合并并发症类型多的患者，死亡率也较高，同时并发两种并发症的患者死亡率为 29.42%，而合并三种并发症的烧伤患者死亡率为 60.29%。[5]

因此，本次 MDT 旨在对特重度烧伤患者的护理难点进行分析，并为患者制订个体化的护理方案，对患者的下一步护理具有重要的指导意义。

【MDT 主题】解决特重度烧伤患者护理难点，制订下一步护理方案。
【MDT 形式】多学科护理会诊。
【MDT 地点】示教室。
【主　持　人】王护士长、张护师。
【MDT 时间】2021 年 6 月 17 日。
【参加人员】受邀专科人员：护理部赖主任，大外科谢总护士长，重症监护室练总护士长、郭护士长，神经外科邓护士长，感染呼吸重症监护室钟护士长，全科医学姚护士长，营养科吕医生，院感科陈主任。科室人员：王护士长、张护师、王护士、李护士、张护士、吴护士、陈护师、叶护士。

【MDT 讨论内容】

创面修复与烧伤科王护士长：最近我科连续收治了 3 例特重度烧伤患者，现因护理难度大、科室护理人员较紧张以及科室护士较年轻、资历较浅，对护理此类危重患者经验不足，针对这些情况，组织此次全院护理会诊，现在由管床护士汇报病史。

创面修复与烧伤外科张护师：各位老师，大家下午好！下面由我来简要汇报一下患者病史。

（1）一般资料：40 床，詹某某，男，35 岁，文化程度为，主要照顾者为配偶和姐姐。

（2）主要诊断：①特重度烧伤（面积约 80% TBSA Ⅱ～Ⅲ度），四肢 54% TBSA Ⅲ度，头面部 8% TBSA 浅Ⅱ度，躯干 13% TBSA Ⅱ度，臀部 5% TBSA Ⅱ度；②低血容量性休克；③吸入性损伤。

（3）主要病情：患者因"煤气爆炸致全身多处烧伤 1 小时余"于 2021 年 6 月 14 日 7：19 急诊入院，全身可见烧伤创面面积约 80% TBSA，主要为头面颈部 8% TBSA，胸腹部 5% TBSA，背部 8% TBSA，双上肢 14% TBSA，双下肢 40% TBSA，臀部 5% TBSA，Ⅱ～Ⅲ度，全身肿胀。6 月 15 日在全麻下行头面颈部、双上肢、双下肢、双手烧伤扩创术 + 烧伤削痂术 + 烧伤换药。现为术后第 3 天，告病危，特级护理，予心电监护、气管套管中流量吸氧 5 L/min，无诉胸闷、气促，生命体征平稳，各引流管固定通畅，右颈部留有 CVC 管，胃管持续胃肠减压，昨日引出淡黄色胃液 150 mL，尿管引出尿液 3000 mL。非计划拔管风险评估 5 分，ADL 评分 10 分，Braden 风险评分 12 分，营养风险筛查 3 分，Caprini 血栓风险评分 5 分，疼痛评分 3 分。患者无医保，经济较好，心理状态欠佳，情绪不稳定，家庭关系和睦。

（4）主要的辅助检查及阳性结果：实验室检查结果见图 6-3-1 和图 6-3-2。

（5）用药情况：0.9% NS 20 mL + 盐酸氨溴索 30 mg q8h 静脉注射；0.9% 生理盐水 10 mL + 白眉蛇毒凝血酶 2 KU qd 静脉注射；0.9% 生理盐水 2 mL + 普米克令舒 1 mg + 乙酰半胱氨酸溶液 1.5 mL BID 氧气雾化；0.9% 生理盐水 100 mL + 舒普 3 g q8h 静脉滴注；0.9% NS 100 mL + 耐信 40 mg bid

项目	6-14	6-15	6-16	6-17
修正后酸碱度	7.334 ↓			7.357
修正后氧分压（mmHg）	142 ↑			148 ↑
全血乳酸（mmol/L）	5.2 ↑			2.40 ↑
D-二聚体（ng/ml）	395 ↑			1518 ↑
白细胞计数（/L）	16.48*10^9 ↑	11.48*10^9 ↑	6.85*10^9	7.3*10^9
中性粒细胞计数	12*10^9 ↑	9.39*10^9 ↑	5.6*10^9	5.54*10^9
钾（mmol/L）	3.4 ↓			3.48 ↓
白蛋白（g/L）		26.9 ↓	26.6 ↓	25.1 ↓
血红蛋白（g/L）	117 ↓		121	

图6-3-1 实验室检查结果

项目	6-14	6-15	6-16	6-17
凝血酶原时间（秒）	13.8 ↑	22.3 ↑	15.8 ↑	15.0 ↑
活化部分凝血酶时间（秒）		57 ↑		
尿隐血		4+ ↑		
尿红细胞（/ul）		570.24 ↑		
尿白细胞（/ul）		33.00 ↑		
NT-前段B型钠尿肽（pg/ml）		318 ↑		131 ↑

图6-3-2 实验室检查阳性结果

静脉滴注；人血白蛋白12.5 g qd 静脉滴注；10%中长链脂肪乳250 ml qd 静脉滴注；能全力500 mL qd 口服；舒乐安定1 mg qn（每晚1次）口服；芬太尼透明贴4.2 mg q3d（每3日1次）外贴。

（6）护理难点：①管道护理？②气切护理？③液体管理？④并发症的预防：压力性损伤、休克、感染？

创面修复与烧伤科王护士长：该患者是我们收治的3名特重度烧伤患者中病情最重的一位，经过2天的治疗，该患者病情趋于稳定，生命体征现已基本正常，白细胞及中性粒细胞有往下降的趋势，说明该患者的感染得到了控制，但白蛋白的值越来越低，白蛋白的高低会影响患者后期伤口的愈合及免疫力。针对该患者的特点，后期的康复中如何减少并发症的发生，促进患者早日康复，请各位专家各抒己见，也请谢总护士长给我们提些建议。

大外科谢总护士长：科室护士对于此类患者存在护理工作经验严重不足的情况，建议科室组织护士业务学习、业务查房，由重症监护室有经验的老师床边指导，做到每位护士都有接受该培训学习的机会。目前科室的3位烧伤患者虽然生命体征较为平稳，但还处于高危时期，鉴于创面修复护理团队现状，需要集中外科系统的力量使患者顺利度过危险期。大外科今天开始将从脑外科、胃肠外科及肝胆外科等危重患者多的科室抽调共3名经验丰富的护士，支援创面修复外科的特护团队，全力以赴护理好3名患者。外科系统也非常希望能得到重症监护室的支持，请练总护士长给我们提些建议。

重症监护室练总护士长：此类患者属于危重症患者，建议请郭护士长提供危重症患者护理常规给王护士长，为其提供精细化护理措施。脓毒血症是特重度烧伤患者死亡的一大原因，针对该患者的情况，因考虑抗生素药物浓度的半衰期，需严格按医嘱时间执行抗感染药物输注，并关注患者体温及相关感染性实验室指标，提前预防脓毒血症的发生，必要时可以请血液透析中心会诊，提前床旁血透介入治疗等，避免发生并发症；在CVC管道固定方面，若患者皮肤完整性受损，渗液较多时，3M透明膜敷料由于不吸收渗液极易松脱，建议使用泡沫敷料，吸收渗液效果较好，可较大程度保护受损皮肤。

创面修复与烧伤科王护士长：郭护士长以及钟护士长作为重症监护室护士长，在管道护理以及气管切开护理方面经验丰富，请问在管道护理以及气管切开护理方面有什么好的指导意见？

感染呼吸重症监护室郭护士长、钟护士长：管床护士要做好管道护理宣教，预防管道脱出。气管切开固定处可用压脉带包裹系带后再垫上泡沫敷料，避免系带粗糙损伤皮肤，同时泡沫敷料与创面接触可更好地吸收汗液及渗液。护理工作中应密切观察气管切开系带的松紧，以容纳一指为宜，根据病情及时调整，防止套管滑脱或系带过紧导致窒息。[6]有研究表明，气管切开后呼吸道失水量为800～1200 mL/d，应用悬浮床使患者经皮肤及呼吸道失水为未用悬浮床的2倍以上。[7]该患者既有气管切开又使用了悬浮床，水分的丢失非常严重，因此，需要保持室内湿化温度37 ℃，相对湿度100%。通常基础湿化液选择灭菌注射用水，特殊的可结合患者具体情况添加相应治疗用药；现在贵科病房使用的人工鼻湿化方法是不合适的。由于烧伤患者体液流失快速，人工鼻需被动湿化，人工鼻过滤膜本身带有湿化作用，若氧化装置前端仍加湿化水，人工鼻过滤膜会因过度湿化使患者呼吸受阻，患者反复咳出痰液在黏膜层后又吸入痰液，由此重复易堵塞气道；可做辅助湿化，每天更换灭菌注射用水即可。烧伤患者由于气道吸入性损伤，应每小时刺激患者咳嗽，防止因长时间不咳嗽痰痂掉入气道而堵塞气道，可建议医生行纤支镜检查，确认患者气道黏膜情况，并请重症监护室护理会诊床旁指导气管切开护理。

大外科谢总护士长：神经外科邓护士长对气管切开护理方面心得也较多，邓护士长有什么专业指导意见？

神经外科邓护士长：郭护士长及钟护士长讲得比较全面，我补充一下气管切开护理敷料方面的选择。若患者气管切开切口处渗液较多，简单的纱布已经不能满足伤口的需要了，可选择吸收渗液较好的泡沫敷料，避免反复渗液导致气道受阻及加重呼吸道感染。

创面修复与烧伤科王护士长：姚护士长担任烧伤科护士长多年，对特重度烧伤患者的护理有丰富且专业的护理心得，请姚护士长在液体管理方面给予指导。

全科医学姚护士长：几位护士长针对管道护理及气切护理都提出了专业全面的护理建议，我就针对烧伤患者病房环境及补液方面提几点建议：①在有条件的情况下，烧伤患者最好安置在单人病房，保持病房室温20～22 ℃，室内湿度60%～70%，可使用加湿器来维持房间湿度，使用温湿度计监测房间的温湿度情况。②每日开窗通风2次，每次半小时，房间消毒使用500 mg/L含氯消毒剂每日清洁地面2次。③减少出入房间的频次，保证环境的干净、整洁、舒适，工作人员应穿隔离衣进行操作。[7]④补液总体原则是先晶后胶、先盐后糖、先快后慢，合理安排输液种类和速度。该患者已度过受伤后最关键的72 h，现阶段不需要大量的补液，应适量控制补液量及补液速度，根据监测中心静脉压（CVP）值及尿量调整入量，具体应遵医嘱执行。⑤此时要重点控制患者的感染情况及关注患者营养需求。⑥对于能屈伸的关节，早期进行功能锻炼。可指导该患者进行脚趾、手指及四肢的关节运动。⑦应为此患者制订特级护理计划单，挂在患者的床头，当班护士可根据计划单的内容逐项落实护理措施。

创面修复与烧伤科王护士长：患者压力性损伤的预防与营养的状况息息相关，我们请营养科吕医生来为我们指导一下患者的营养问题。

营养科吕医生：对烧伤患者来说，治疗与护理最重要的是及时对其进行营养补充并维持机体内水电解质及酸碱平衡，及时有效地进行液体补充及维持微小循环血流可帮助患者提高机体免疫力，降低感染及并发症的发生概率，使患者能安全稳定地度过危险期，改善预后及提高生活质量。[8] 针对该患者，现阶段应给予进食清淡、高热量、高蛋白、高纤维素流质饮食，可进食我科专门调制的可满足此类患者营养需求的肠内营养液；指导其家属使用破壁机自制维生素 C 含量丰富的果汁，如苹果汁、橙子汁、葡萄汁及猕猴桃汁等，建议自制鸡蛋、鱼肉及其他肉类等营养丰富的流质食物，每天进食牛奶、豆浆等食物。饮食方面的指导还应充分结合患者的生活饮食习惯。

护理部赖主任：各位护士长提供了较全面的护理意见。除上述内容外，对于该患者还应重点关注 DVT 的预防，尽可能早期指导患者功能锻炼，必要时请康复科会诊，制订完善全面的康复方案；该名患者为男性，关注其有无性功能失调，必要时请泌尿外科会诊；关注患者心理护理，可请精神心理科会诊；关注患者疼痛护理，及时使用镇痛药物。

【小结】

创面修复与烧伤科王护士长：感谢各位护士长的指导，现根据大家的建议由我总结一下。

（1）科内组织重度烧伤患者的护理查房或业务学习。

（2）建议请 ICU 护理会诊，床旁指导气管切开护理。

（3）建议医生完善患者纤支镜检查，确认患者呼吸道黏膜情况。

（4）科室申领气切护理相关敷料。

（5）制定特级护理计划执行单。

（6）根据医疗方案准确执行液体管理。

（7）烧伤患者严格执行无菌操作，完善病房环境管理，室内循环空气机消毒。

（8）早期指导患者进行主动运动，进行有效康复训练。

（9）建议医生请泌尿外科会诊，预防男性患者性功能失调。

（10）建议请营养科会诊，制订肠内营养计划。

（11）重视 DVT 的预防。

（12）建议医生请心理科会诊，关注患者心理护理。

（13）建议请镇痛相关科室会诊，制订患者镇痛方案，关注患者疼痛护理。

我们将根据以上建议，与科主任进一步沟通，请相关科室进行会诊，给予相关的指导，针对患者建立个性化护理，每班落实，保证措施到位。由张护师根据上述建议更新专科护理执行单及完善 MDT 记录。（图 6-3-3 和图 6-3-4）

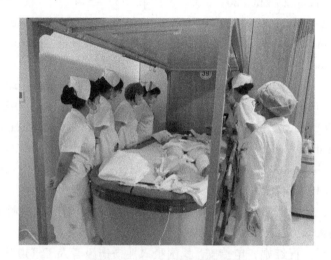

图 6-3-3　讨论前查看患者

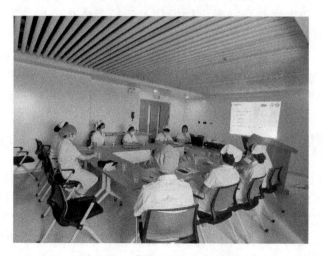

图 6-3-4　护理 MDT 讨论现场

参考文献

[1] Tang Y, et al. [Multicenter epidemiological investigation of hospitalized elderly, young and middle-aged patients with severe burn]. Zhonghua Shao Shang Za Zhi, 2017. 33 (9): p. 537-544.

[2] Huang Y H, Zhang L, Lian G. A novel mathematical model to predict prognosis of burnt patients based on logistic regression and support vector machine [R]. Burns, 2016, 42 (3): 291-299.

[3] Kim Y, et al. Does inhalation injury predict mortality in burns patients or require redefinition [J]. Observational Study, 2017, 12 (9): e0185195.

[4] WHO Department of Violence and Injury Prevention and Disability. Burn Prevention: success stories and lessons learned, http://whqlibdoc.who.int/publications/2011/978-9241501187_eng.pdf; 2011 [accessed10/06/2013].

[5] 郑银. 烧伤严重程度分类的多因素分析 [J]. 中国人民解放军陆军军医大学, 2019 (3): 8-10.

[6] 王淑君, 祝红娟, 申传安. 我国吸入性损伤患者人工气道管理的研究进展 [J]. 中华现代护理杂志, 2017, 23 (34): 4309-4313.

[7] 陈丽. 重度烧伤合并吸入性损伤1例护理体会 [J]. 基层医学论, 2021 (3).

[8] 张军, 郭媛, 苏欣, 等. 重症烧伤患者急救期输液及营养的路径护理 [J]. 现代临床医学, 2016, 42 (6): 451-452.

（王建英）

案例二　一例肝移植患者术后早期腹胀的护理 MDT 病例讨论

【前言】中国的肝移植起源于20世纪70年代末，并于21世纪初迅速发展，手术例数、适应证范围、手术方式、手术技术难度、移植物生存率以及并发症发生率均达到国际领先或者先进水平。肝移植已成为治疗终末期肝病最有效的手段，其中包括乙肝肝硬化、原发性肝癌、重症肝炎等，疗效已经得到广泛认可。但是，术后的并发症也较多，有腹胀、感染、出血、胆瘘、腹腔积液等，其中腹胀是较常出现的并发症[1]，影响患者术后活动恢复。因此，本次 MDT 旨在对肝移植患者术后早期出现腹胀的原因进行分析，并制订个体化的护理方案。这对患者的长期预后有重要的意义。

【MDT 主题】如何缓解肝移植术后腹胀，促进早期肛门排气？

【MDT 形式】多学科护理会诊。

【MDT 地点】示教室。

【主 持 人】李护士长、郑护士。

【MDT 时间】2021 年 2 月 25 日。

【参加人员】受邀专科人员：肝移植管床医生郑博士、大外科谢总护士长、重症监护室练总护士长、胃肠外科罗护士长、感染科欧护士长、心胸外科陈护士长、泌尿外科刘护士长、神经外科邓护士长。科室人员：严护士、李护士、孙护士、古护士、谢护师、庞护师、李护师、张主管护师、朱副主任护师。

【MDT 讨论内容】

肝胆外科李护士长：肝移植患者一般术前营养状况较差，肝移植手术创伤又特别大，手术时间长，术后极易出现一系列并发症。腹胀是肝移植术后较早、较常见的并发症之一。肝移植术后早期腹胀是由多种因素共同作用的结果。今天有幸邀请到肝移植管床医生郑博士及各专科的护士长一起对患者朱某某术后第 3 天腹胀的问题进行讨论，希望能指导我科护士采取针对性的护理干预措施，促进患者早期肛门排气，加快患者的恢复。现在由管床护士汇报病史。

肝胆外科郑护士：好的，谢谢李护士长。下面我将从以下几点进行病史汇报。

(1) 一般资料：1床，朱某某，男，62岁，省内医保，经济状况好，初中学历，心理状态良好，情绪稳定，家庭关系和睦。

(2) 主要诊断：乙肝肝硬化失代偿期、肝癌、门脉高压症。

(3) 现病史：患者因肝癌综合治疗后 2 月余，反复上消化道出血治疗后 1 月余，为行肝移植手术于 2 月 21 日入院，完善相关检查后。于 2 月 22 日 17:00 在全麻下行剖腹探查＋腹腔粘连松解＋病肝切除＋体腔血管探查＋同种异体经典原位肝移植＋供肝胆囊切除＋腹腔引流＋供肝切取＋供肝修整术，术毕 22:00 转 ICU 治疗。2 月 24 日转入我科，现术后第 3 天，告病重，特级护理，予心电监护、鼻导管吸氧 4 L/min，无诉胸闷、气促，生命体征平稳，各引流管固定通畅，留有 CVC 管，胃管持续胃肠减压昨日引出淡黄色胃液 250 mL，左膈下引流管引出淡红色液体 627 mL、右膈下引流管引出淡红色液体 22 mL、温氏引流管引出淡红色液体 183 mL、尿管引出尿液 2765 mL。非计划拔管风险评估 5 分，ADL 评分 20 分，Braden 风险评分 17 分，营养风险筛查评分 5 分。现患者肛门未排气、未排便，腹胀明显，腹部叩诊呈鼓音，肠鸣音 3 次/分，腹围 93.5 cm（图 6-3-5）。

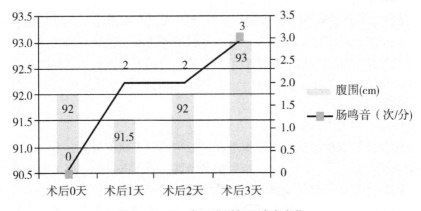

图 6-3-5　术后腹围与肠鸣音变化

（4）既往史：乙肝肝硬化，高血压，2 月余前在广州某医院行肝动脉栓塞化疗（TACE）治疗。1 月前在胃镜下行食管胃底静脉曲张套扎术。

（5）用药情况：美平 1 g tid，科赛斯 50 mg qd，替考拉宁 400 mg qd，20% 白蛋白 50 mL tid，沐舒坦 60 mg q8h，思美泰 0.5 g bid，多烯磷脂酰胆碱注射液 465 mg qd，特利加压素 2 mL 持续泵入。

（6）针对腹胀主要措施：①予低半坐卧位，q2h 翻身；②抬臀运动 qid，每次 15 min；③四肢大小关节主动运动 qid，每次 10～15 min；④温水泡足 bid；⑤乳果糖 10 mL 口服 bid；⑥中药贴敷，外敷脐部 qd。对患者的脐部实施中药贴敷的护理手段已连续进行 3 天，具体方法是：将药粉末加入少量白醋，充分混合稀释，形成均匀的糊状后，对患者的脐部神阙穴中药外敷，敷料表面贴上大小合适的塑料薄膜，并用医用胶带进行固定。通过这样的中药外敷手段，可以有效协调胃肠分泌、血液循环，促进患者腹胀症状的缓解。在贴敷糊状中药前，要保证患者的脐部干净，避免出现细菌感染现象；尽量减少外露部分，注意保暖，对贴敷周边的皮肤进行密切的观察，若出现感染或过敏现象，要采取正确的方式进行处理，避免对患者造成伤害。消胀散主要药物：大腹皮、薄荷、麸炒枳实、黄芪、陈皮、姜厚朴、炒莱菔子、丁香、槟榔。

（7）实验室检查：患者的实验室检查结果见图6－3－6至图6－3－11。

（单位：g/L）

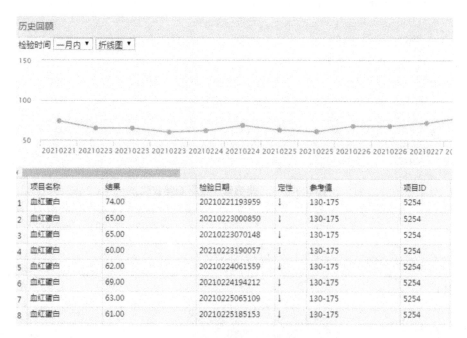

图6－3－6　血红蛋白结果趋势变化

（8）护理问题：如何缓解肝移植术后腹胀，促进早期肛门排气？

肝胆外科李护士长：病史汇报非常详细，该患者实验室检查结果显示其存在明显的低白蛋白血症、中度贫血、高胆红素血症，且都有恶化的趋势，加上电解质紊乱，尤其是明显的低钾血症等，提示患者的肝功能状态及营养状况都比较差。现为患者肝移植术后第3天，其未见肛门排气、排便，自觉腹胀明显。针对此例肝移植患者术后早期的特点，请郑博士从医疗的角度分析腹胀可能存在的原因有哪些。

（单位：ng/mL）

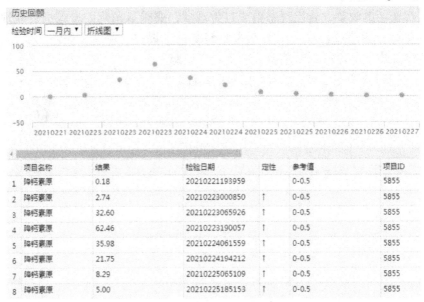

图6-3-7 降钙素原结果趋势变化

（单位：mmol/L）

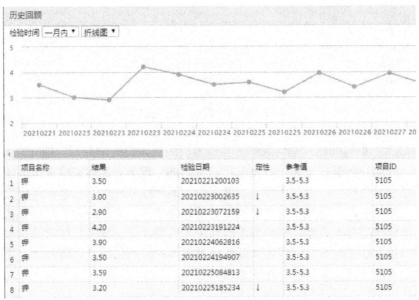

图6-3-8 钾的结果趋势变化

（单位：μmol/L）

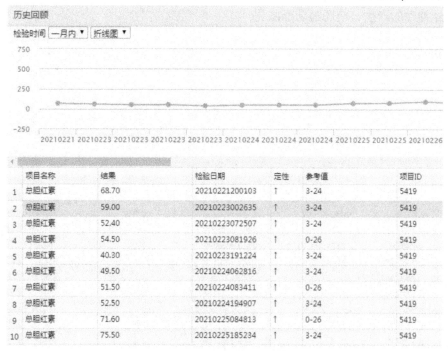

图6-3-9 总胆红素结果趋势变化图

肝移植郑博士：非常感谢李护士长的邀请！肝移植患者术后腹胀的主要原因有以下几个方面：①患者因素，患者术前一般状况差，中晚期肝癌合并严重失代偿的肝硬化，导致明显的营养不良、肝功能差，包括明显的高胆红素血症和低蛋白血症，同时出现了各种并发症，包括门静脉高压、腹水、自发性腹膜炎等，肠道淤血严重，消化功能减弱；②手术因素，肝移植手术耗时相对较长，手术对胃肠道的刺激甚至损伤以及胃肠道的应激性反应，术中血液、体液大量丢失，血容量下降，导致胃肠道供血不足、电解质紊乱，胃肠道蠕动功能等进一步受限；③术后因素，术后早期患者因体液丢失以及胃肠减压等措施，导致电解质进一步丢失，而早期营养及电解质补充不足，导致机体内环境紊乱，加重了腹胀的发生；④术后使用免疫抑制剂，在一定程度上使肠道黏膜受损，甚至使患者出现胃肠道功能紊乱、肠道菌群移位、菌群失调，严重者可出现腹腔感染等；⑤其他相关因素，如麻醉药物的影响，手术中长时间使用的麻醉药，也可阻断交感神经冲动的产生，使肠道功能减弱。

（单位：μmol/L）

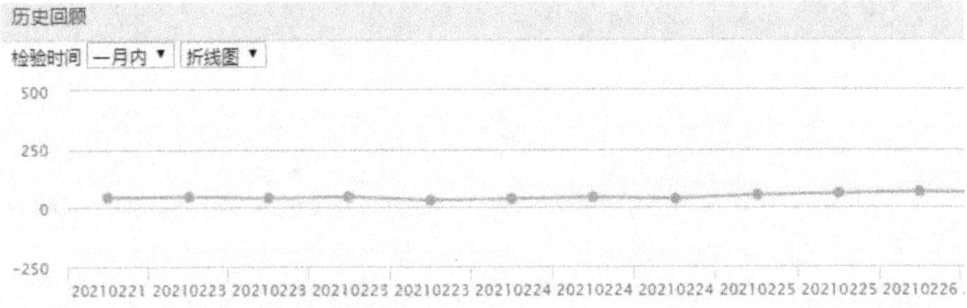

	项目名称	结果	检验日期	定性	参考值	项目ID
1	直接胆红素	42.80	20210221200103	↑	0-8	5420
2	直接胆红素	44.80	20210223002635	↑	0-8	5420
3	直接胆红素	39.80	20210223072507	↑	0-8	5420
4	直接胆红素	45.00	20210223081926	↑	0-8	5420
5	直接胆红素	30.30	20210223191224	↑	0-8	5420
6	直接胆红素	36.40	20210224062816	↑	0-8	5420
7	直接胆红素	42.60	20210224083411	↑	0-8	5420
8	直接胆红素	35.80	20210224194907	↑	0-8	5420
9	直接胆红素	51.10	20210225084813	↑	0-8	5420
10	直接胆红素	57.90	20210225185234	↑	0-8	5420

图6-3-10 直接胆红素结果趋势变化

该患者术后腹胀的因素有几个方面：①术前血红蛋白60 g/L、白蛋白32 g/L，顽固性腹水导致肠淤血，肠道供血不足，致肠蠕动受抑制并感染；②术中发现肝肿瘤大并压迫膈肌，肿瘤与周围脏器及组织发生粘连，延长了手术时间；③术后早期有腹腔积液等。以上所述均是导致术后出现腹胀的原因。因此，该患者在治疗上的重点是有效抗感染、补充白蛋白、纠正贫血、保证营养物质和电解质的补给。

重症监护室练总护士长：肝移植患者术后腹胀要关注腹围情况，测量腹围q12h，观察腹围变化，测量时要注意测量部位要一致，在腹部、后背及腰部两侧用手术部位标识专用笔做好标识；另一个需关注的指标是电解质的变化，尤其是血钾的变化，血钾低也可引起腹胀。

（单位：g/L）

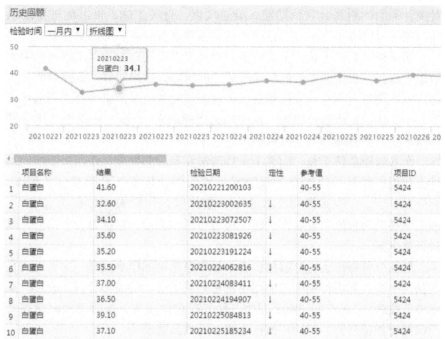

图6-3-11 白蛋白结果趋势变化

肝胆外科李护士长：请问胃肠外科罗护士长，在促进患者排气方面有什么好的建议吗？

胃肠外科罗护士长：手术后胃肠道生物屏障功能紊乱，可早期使用抗菌群失调药，如双歧杆菌胶囊等。建议开塞露纳肛，以刺激肛门反射区，反射性引起排气排便；也可以使用大承气汤保留灌肠，以刺激肠蠕动恢复；护士应该每班定时听诊肠鸣音并做好记录。

肝胆外科朱副主任护师：患者术后第3天，可协助下床活动。由于肝移植手术创伤大，患者需要长时间卧床，往往由于惧怕切口疼痛和伤口裂开而不愿意活动。该患者依赖性较大，活动量不足，至今未下床活动，导致肠蠕动减慢，肠腔内积气、积液，从而引起腹胀。患者生命体征已平稳，今日护士可协助其床边站立，以促进胃肠蠕动。

神经外科邓护士长：患者的年龄因素也要考虑，年龄越大，胃肠道恢复所需要的时间越长。该患者为高龄老人，可请中医康复科会诊配合穴位针灸，采用针刺联合穴位贴敷，疏通气血、行气止痛，可以促进胃肠蠕动，加速胃肠道积气由肛门自行排出，缩短禁食时间，促进机体康复。[2]

泌尿外科刘护士长：下面我谈谈我科促进排气的方法，泌尿外科手术后患者腹胀，我们通常会使用吴茱萸外贴腹部，效果较好。研究表明，中药穴位贴敷集药物对腧穴的刺激、经络的放大效应及药物本身的药理作用于一体，从而发挥治疗作用，穴位多选用神阙穴。[3]该方法是否可用于肝移植术后，待查阅相关文献后确定。

大外科谢总护士长：随着中医外治法在我国的发展，在西医治疗的基础上运用中医外治法能有效缓解术后腹胀[4]，且不受术后禁食的影响。有研究显示，在腹胀缓解有效率上，整体以穴位贴敷疗效最为显著[3]。病史中提及消胀散贴敷脐部，建议再请中医科会诊，根据患者个体差异及时调整方案。

肝胆外科郑护士：肝移植患者术后罹患感染的概率很高，主要原因是大量抗生素、免疫抑制剂的应用使肠道黏膜受损，肠道菌易侵入腹腔，从而导致腹胀。[5]我们要注意手卫生，做好保护性隔离，按时遵医嘱对患者予保护胃黏膜药物，使用广谱抗生素，有效预防感染。

肝胆外科张组长：另外，我们给予心理护理干预措施，术后了解患者的心理状态。该患者术前已有腹水，因腹胀问题导致情绪差。护士工作中应多关怀患者，多向患者讲解术后预防腹胀的临床医学知识，帮助其消除内心不良情绪，以积极乐观的心态配合术后的系列康复锻炼及治疗。

肝胆外科李护士长：感谢各位护士长及同事给出的建议，我们将根据大家的意见，与科主任进一步沟通。总结如下：请中医康复科会诊，充分利用中西医结合的方法，将患者的胃肠功能纠正，缓解患者腹胀问题；另外在肠鸣音、腹围的测量上调整为每天固定的时间、班次及位置，针对患者建立个性化护理；由张组长梳理各位护士长的建议，与医生沟通，建立专科护理执行单，使护士易于执行，保证措施到位；郑护士完善MDT记录。（图6-3-12）

【小结】

大外科谢总护士长：腹胀作为肝移植术后常见并发症之一，长时间的腹内高压导致器官功能的损伤风险增加。因此，要早期采取干预措施缓解腹胀，在原有护理措施基础上予开塞露纳肛；在病情允许的情况下，协助

第六章　多学科协作护理查房

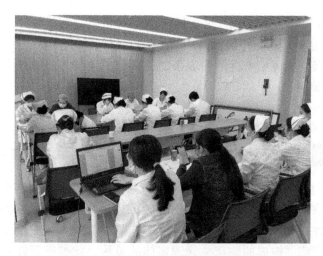

图6-3-12　肝移植护理MDT讨论现场

患者下床活动，采用中西医联合治疗法，促进患者早日肛门排气。另外，采纳肝胆外科建议：①把肝移植术后患者腹胀的预防及处理梳理成护理常规，组织科室护士学习，使患者能得到及时的护理干预，降低腹胀并发症的发生；②肝移植患者腹胀的相关措施的执行需前移至术前的指导及术后在ICU病区的落实；③肝胆外科需整理之前所做肝移植手术患者的资料，分析患者发生腹胀的概率及时间，搜索文献，制订适合本科室的预防腹胀的干预措施，撰写论文；④可把该项内容进行梳理，作为科室专科护理品管圈的主题内容，申报院内或其他课题。

参考文献

[1] 金雨虹，陈智. 50例次原位肝移植患者术后早期并发症分析[J]. 浙江医学，2006，29(2)：170-171.

[2] 张丽达，杨索坚，周雪超. 穴位注射联合中药穴位贴敷治疗腹腔镜术后腹胀的护理研究[J]. 按摩与康复医学，2018，9(10)：73-75.

[3] 丁美祝，胡佩欣，申倩，等. 中医外治法缓解腹部术后腹胀有效性的网状Meta分析[J]. 广州中医药大学学报，2019，3(7)：1039-1044.

[4] 蔡慎,于欢,郑英丽. 足三里穴位注射新斯的明治疗手术后腹胀的 Meta 分析 [J]. 中国医药,2015,10 (3):381.
[5] 王兰英. 肝移植术后早期腹胀的原因分析及护理措施 [J]. 吉林医学,2013 (1):157-158.

（郑燕珩）

案例三　一例间质性肺病待肺移植患者术前护理 MDT 讨论

【前言】间质性肺疾病（ILD）是以弥漫性肺实质、肺泡炎症和间质纤维化为病理基本病变，以活动性呼吸困难、X 射线胸片弥漫性浸润阴影、限制性通气障碍、弥散（DLCO）功能降低和低氧血症为临床表现的不同种类疾病群构成的临床-病理实体的总称。此类患者终末肺（蜂窝肺）阶段唯一有效的治疗方法是肺移植。肺移植是一种已确定的治疗终末期肺病，如慢性阻塞性肺病/肺气肿、特发性肺纤维化、囊性纤维化、α1 抗胰蛋白酶缺乏症、特发性肺动脉高压、支气管扩张等的治疗方案。随着国内肺移植技术的日趋成熟，肺移植患者围手术期的护理成为提高肺移植患者手术成功和后期生活质量的关键。因此，本次 MDT 旨在对肺移植患者术前的护理疑难问题进行讨论。这对患者的长期预后有重要的意义。

【MDT 主题】针对肺移植患者术前各护理疑难问题的讨论。
【MDT 形式】多学科护理会诊。
【MDT 地点】胸外科示教室。
【主　持　人】陈护士长、林护士。
【MDT 时间】2021 年 4 月 14 日。
【参加人员】护理部赖主任，重症医学科练护士长，慢性伤口造口门诊李护士，心理科方护士长，营养科卓飞霞护士长，泌尿外科刘护士长，康复科彭护士长，呼吸 ICU 钟护士长，移植办陈护师。
【MDT 讨论内容】
胸外科陈护士长：此患者是一例等待肺移植的患者，患者病情危重，需要呼吸肌辅助通气，住院时间长，营养状况极差，合并多种疾病，目前存在多个护理难点。今天请各位专家共同进行讨论，希望能指导我科护士采取针对性的护理干预措施，解决患者的各项护理问题。现在请管床护士给各位专家汇报一下病史。

胸外科林护士：好的，谢谢陈护士长！下面我将从以下几点进行病史汇报。

(1) 一般资料：9床，王某某，男，35岁。

(2) 主要诊断：①间质性肺病：特发性胸膜弹力纤维增生症？②慢性Ⅱ型呼吸衰竭急性加重，肺性脑病；③右侧液气胸；④陈旧性肺结核；⑤重度蛋白质能量营养不良。

(3) 主要病情：患者因"反复咳嗽7年余，活动后气促3年，意识不清"于2021年3月15日入院，于4月3日转入我科继续治疗。既往有支气管扩张，继发性肺结核，双侧胸膜增厚，曾于多家医院就诊，病情反复，否认高血压病、冠心病、糖尿病等慢性病史，否认肝炎、伤寒、结核等传染病史，否认外伤史，否认手术史，否认输血及使用血制品史，否认药物、食物过敏史，预防接种史不详。患者目前神志清醒，气管插管接呼吸机辅助呼吸同步间歇指令通气（SIMV）模式：FiO_2：50%，VT：280 mL，f：20次/分，PS：8 cm H_2O，PEEP：4 cmH_2O。咳痰能力较差，按需吸痰可吸出黄白黏稠痰，支气管镜检查及深部吸痰qd，入院后一直存在二氧化碳潴留，夜间睡眠质量差，入睡困难，多汗，偶有谵妄、幻听、幻视，多疑敏感，有被害妄想，对医护人员不信任。

(4) 治疗及用药情况：目前予特治星、沐舒坦、科赛斯抗感染，静脉补充营养。

(5) 辅助检查：

A. 血气分析值及呼吸机参数调整情况见表6-3-1。

B. 胸片结果见图6-3-13。检查结果显示：双肺感染，较前部分吸收，双侧胸腔积液并部分包裹，右侧胸腔积液较前减少；右侧少量气胸，较前无明显改变；肺动脉膨隆，气管分叉角增大，建议心脏超声检查；PICC置入，尖端位于上腔静脉下段。

C. 支气管镜肺泡灌洗结果：皮特不动杆菌（序列462）、嗜麦芽窄单胞菌（序列523）、日勾维多源杆菌（序列372）、鸟肠球菌（序列76）、金黄色葡萄球菌（序列11）。

D. 静脉血培养：革兰氏阳性球菌。右颈内深静脉穿刺（3月15日置入）有黄白色分泌物，于4月10日拔除，4月12日置入PICC。

E. 痰培养：皮特鲍曼不动杆菌。

表6-3-1 血气分析值及呼吸机参数调整情况

日期	项目 呼吸机模式	吸氧浓度（％）	呼吸机呼吸频率（次/分）	潮气量（mL）	氧分压（mmHg）	二氧化碳分压（mmHg）	全血乳酸（mmol/L）
3-17	SIMV	45	13	240	163	82.5	0.8
4-1	SIMV	50	13	240	115	129	1
4-2	SIMV	45	18	240	166	66.9	0.7
4-4	SIMV	45	18	240	140	88	1
4-5	SIMV	45	15	240	83	86.8	1
4-6	SUNV	55	15	260	122	82.5	0.6
4-7	SIMV	45	15	260	123	67	0.8
4-8	SIMV	40	15	260	78.8	68.3	0.8
4-9	SIMV	21	15	260	52.4	69.2	1.1
4-10	SIMV	50	15	280	165	72.6	0.9
4-12	SIMV	50	20	280	193	58.3	0.9

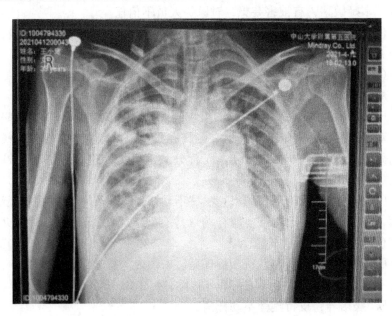

图6-3-14 患者胸片结果

6）中段尿培养：屎肠球菌；24 h 尿肌酐：2796.5 μmol/24h↓；有漏尿及尿沉渣，于4月5日更换尿管，尿沉渣情况无明显改善。

（6）营养及饮食情况：流质饮食＋TPN 1000 mL，胃纳差，体形消瘦，体重：27.7 kg，日进食量1000～1500 mL，营养风险筛查评分6分。（表6-3-2）

表6-3-2 患者日常进食和服药安排表

7:30	蛋白粉250 mL
8:00	口服药
10:00	营养液250 mL
12:00	蒸水蛋1个（全蛋）50 mL
13:00	果汁250 mL（雪梨、苹果），口服药
16:00	营养液250 mL
18:00	蒸水蛋2个（蛋清）50 mL
19:00	蛋白粉250 mL，口服药
22:00	纯牛奶1瓶250 mL

（7）护理难点：①心理护理；②气道护理；③营养管理；④肺康复训练；⑤并发症的预防：压疮、休克、感染。

心理科方护士长（副主任护师）：正确给予患者心理支持，增加医护患间的信任与有效沟通。①区分谵妄和精神病。谵妄的患者存在定向障碍和思维障碍，而精神病患者没有，谵妄患者存在日夜颠倒的情况，建议请精神科医生会诊，是否使用奥氮平等助睡眠药物，改善睡眠。同时二氧化碳分压高，可请ICU呼吸治疗师会诊，根据情况调整呼吸机参数，排出二氧化碳，改善患者谵妄状态。②控制感染，维持好的生理状态。③患者易激惹，应保证患者安全，去除危险因素，加强保护性约束。④应在适当的情况下告知患者的病情及治疗方案，缓解患者焦虑情绪。⑤护理上注意患者安全，谵妄患者存在冲动行为，要防止患者拔管、自伤等危险行为，给予保护性约束，给药、服药到口，注意用药安全。⑥尽量满足患者需求，给予人文关怀，增加患者安全感。⑦多请心理科会诊，加强与患者的沟通交流，解开患者心结，增强医患之间的信任，缓解患者的心理压力。

急危重症练荣丽护士长（副主任护师）：加强气道管理及排痰。①患者目前存在肺部感染，建议调用带有双加热导丝呼吸管路 MR850 呼吸机，可以减少管道冷凝水，随时注意倾倒冷凝水，防止冷凝水返流入气管，从而减小感染概率。②按时按点使用抗生素，用药前后冲管保证血药浓度，同医生商议是否需要进行病原学检测，查找病原菌，根据结果调整抗生素。③注意保护性隔离，建议医护人员进入病房穿隔离衣，严格注意手卫生，房间要定时通风，每天消毒，每天消毒液或者消毒纸巾擦拭台面，准备一台专用的治疗车，所有治疗用品专用，医护人员及陪护家属严格注意手卫生，预防多重耐药菌。④建议采用密闭式吸痰系统，减少气道感染，每次吸痰前可用排痰仪先进行拍背，使痰液排除更彻底。

营养科卓飞霞护士长（专科护士）：制订个体化营养管理方案，增强患者体质。①患者目前 BMI 为 $11.5\ kg/m^2$，需将目标能量提高到 $1500\sim 1750\ kcal/d$，蛋白提高到 $75\ g/d$，脂肪摄入量提高到 $40\%\sim 50\%$，减少碳水化合物的摄入。②使用高能配方营养液，将营养液由一天 2 包增加至一天 3 包，尽量经口摄入，有助于消化，少量多餐。如经胃管，可用营养泵按照患者的耐受量按 $100\sim 150\ mL/h$ 持续泵入。③适当进行床上或床边运动锻炼，促进消化，减少腹胀。④如消化不良，可含服山楂片或健胃消食片之类的促进消化。

康复科陈银娣护理组长（副主任护师）：有效进行带机状态肺康复训练。①目前患者活动耐力差，运动锻炼 $5\sim 8\ min$ 后就无法耐受，应与营养不良有关，在营养科指导下增加营养。②患者目前四肢肌力 3 级，坐位平衡 1 级，宜进行乔氏运动、踝泵运动、扩胸运动等核心能力锻炼。③肺康复训练应循序渐进，可先在床上训练，再到床边，再到床周围活动，逐渐增加耐力。

大外科谢敏仪总护士长（副主任护师）：患者体型极度消瘦，应预防压力性损伤。①患者目前采用静压床垫预防压疮，保护措施到位。②患者出汗多，需鼓励患者多饮水，也可经鼻饲管注入补水，因出汗多，鼻饲管的胶布易松脱，应及时更换，防止脱管。③执行皮肤结构化护理方案，排便排尿以后，及时清洁皮肤，使用3M喷洗液＋赛肤润，加强会阴部、肛周、骶尾部皮肤护理，防止皮肤感染。④骶尾部可用水胶体敷料或者泡沫敷料保护，防止压伤。⑤勤翻身，勤换衣服，保持皮肤清洁干爽。

泌尿外科刘敏护士长（副主任护师）：加强膀胱功能训练及护理。①患者尿沉渣多，容易堵管，易漏尿，指南一般不推荐冲洗，但可尝试个体化手动间断性冲洗，冲洗液需加温，预防尿路感染。②漏尿还有可能是由膀胱痉挛引起，可尝试进行盆底肌锻炼，利用磁疗，锻炼提肛肌功能，减少膀胱肌活跃。③患者目前清醒，可尝试拔尿管，让患者自行排尿，减少感染。

【小结】

胸外科陈护士长：非常感谢各位护士长的指导，现根据大家的意见，我总结一下我们的护理方案：

（1）针对患者谵妄的情况：我们将请 CCU 呼吸治疗师会诊，调整呼吸机参数，尽量排出 CO_2，降低动脉血二氧化碳分压（$PaCO_2$），改善谵妄，同时注意周围环境，去除危险因素，防止患者拔管、自伤等行为，加强保护性约束，保证患者安全。给药、服药到口，保证用药安全。

（2）针对患者的心理问题：在患者清醒状态下与之良好沟通，告知治疗方案及病情。可多次请心理科会诊，加强患者交流，缓解患者焦虑情绪，增加患者安全感。同时请精神科医生会诊，区分是否有精神类疾病，是否需要使用抗精神病药物或者助睡眠药物改善患者睡眠，减轻患者的精神压力。

（3）针对预防感染的问题：加强气道管理，调用 MR850 呼吸机，使用双加热导丝呼吸管路，减少管道积水，预防多重耐药菌。使用 3M 喷洗液＋赛肤润，加强会阴部、肛周、骶尾部皮肤护理，防止皮肤感染。患者尿沉渣多，可用加温的冲洗液个体化手动间断性冲洗，最好拔尿管，防止尿路感染。

（4）针对营养的问题：提高目标能量到 1500～1750 kcal/d，蛋白增加到 75 g/d，脂肪摄入量提高到 40%～50%，减少碳水化合物的摄入，营养液每天增加到 3 包，使用高能配方经胃管注入，少量多餐，增加运动锻炼。促进消化。

（5）针对康复训练方面：请心血管四区呼吸治疗师会诊指导，加强扩胸运动、乔氏运动、踝泵运动等肺康复训练项目的训练。可通过盆底肌锻炼、利用磁疗锻炼提肛肌，提升膀胱肌肉功能等方法解决尿漏、尿失禁情况。可先在床边站立，再原地踏步，后借用助行器行床边移动等循序渐进的方法协助患者下床活动，提高患者的活动能力。

　　感谢各位护理专家给我们的宝贵意见。我们将根据以上建议，与科主任进一步沟通，请相关科室进行会诊，给予相关的指导，针对患者建立个性化护理，每班落实，保证护理措施执行到位。

（罗晓琴）

第七章 疑难护理病例讨论

第一节 疑难护理病例讨论的基本概念

一、概念

护理疑难病例讨论是以问题为基础、护士为主题、组长或护士长为导向的小组讨论方法,针对疑难病例诊疗和护理全过程较好地理论联系实际,解答有关专科护理疑难问题,就专科护理进展进行较深层次的讨论,从该病例护理的经验与教训中,提出处理意见或解决方法。

二、目的

通过针对护理疑难问题(采用常规护理无效或效果不明显)讨论如何解决存在的护理问题、出现的并发症等,提高危重疑难患者的护理质量和护理人员的业务水平,促进护理新业务、新技术的交流,体现护理人员的职业价值感。

三、分类

(一)全院性疑难病例讨论

发言者将发言主题以幻灯片形式播放,并对自己在护理患者中遇到的难点进行循证分析讨论,大家共同分享各自的护理心得和感触。

（二）专科疑难病例讨论

本科室针对危重患者如何密切观察病情动态变化、如何书写抢救记录和配合医生抢救、如何防止危重患者护理并发症发生三方面问题进行讨论,通过讨列举事例,互相分享经验,提高年轻护士病情观察的能力、处理问题的能力,保证护理质量,确保护理安全。

（三）疑难病例护理专家会诊讨论

专家对患者病例当前护理措施进行分析,应用国内外学术理论、专业新进展就针对患者的可行性护理方案做进一步讨论,以改进护理措施,提高护理质量。

四、病例的选择

病情复杂、并发症多、护理难度大的特殊罕见病例,出现无法解决的护理问题、发生护理并发症的病例、跨专科的病例。

五、护理疑难病例讨论的主要内容

护理诊断是否正确,护理措施是否得当,新开展的护理技术操作经验教训及注意问题,护理病例书写是否规范,护患争议的问题是否存在护理过错,应借鉴的问题,需要解决的问题。

六、护理疑难病例讨论的注意事项

（1）讨论前应做好准备工作,应有讨论的目的,可事先就某方面的问题请拟参加的同事进行思考、准备,必要时应查找文献进行循证,以确保达到讨论的目的。

（2）病例讨论时参加人员应积极参与,根据自身的工作经验提出意见或建议。

（3）病例讨论应做好记录,讨论资料归于业务技术管理档案中,作为业务技术考核内容。

第二节　疑难护理病例讨论的基本流程

疑难护理病例讨论的基本流程见图 7-2-1。

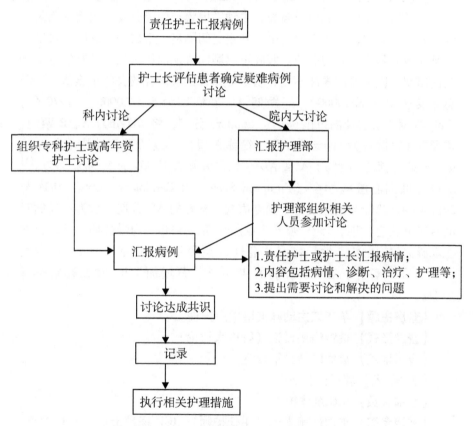

图 7-2-1　疑难护理病例讨论的基本流程

第三节 疑难护理病例讨论的个案模式

案例一　一例孕产妇主动脉夹层术后护理疑难病例讨论

【前言】主动脉夹层（aortic dissection，AD）是由于主动脉中层的退行病变或囊性坏死引起内膜撕裂，主动脉内膜与中膜分离，血液从撕裂口灌注入动脉壁内，造成内膜与中、外膜之间隔离，形成一个假腔，致使主动脉腔被分隔为真腔与假腔。假腔可以顺向或逆向扩展至主动脉的各个分支而出现相应脏器的灌注不足、填塞等综合征或瓣叶的关闭不全等。[1]AD总体发病率为6/100000，妊娠期AD发病率为5.5/10000。[2]1970年，Daily根据夹层累及的范围提出了Stanford分型，将AD分为A、B两型，累及升主动脉者为Stanford A型（简称A型），仅累及降主动脉者为Stanford B型（简称B型），A型AD孕妇占妊娠合并AD的50%～89%。[1]2014年欧洲心脏病学会（European Society of Cardiology，ESC）指南与2017年AD诊断与治疗规范中国专家共识推荐的AD分期方法为：发病时间≤14 d为急性期，15～90 d为亚急性期，>90 d为慢性期，妊娠合并主动脉夹层通常为急性起病。[3-4]急性A型和B型AD孕产妇死亡率分别为21%和23%[5]，在AD发病的48 h内，每增加1 h，孕妇死亡率增加1%。[6]

【查房主题】孕产妇主动脉夹层术后护理。
【查房形式】疑难病例讨论（院内大讨论）。
【查房地点】重症医学科示教室。
【主　持　人】郭护士长。
【参加人员】ICU全体护士。
【邀请专家】护理部赖主任（主任护师）、ICU练护士长（专科护士/副主任护师）、大外科谢护士长（专科护士/副主任护师）、心内科李老师（专科护士/主管护师）、呼吸科李护士长（副主任护师）、产科陈护士长（主管护师）、创伤关节科刘老师（专科护士/主管护师）、营养科卓老师（专科护士/主管护师）。

【查房日期】 2021 年 2 月 2 日。

【查房时长】 40 分钟。

【查房内容】

郭护士长：各位专家、老师，下午好！主动脉夹层是大血管疾病非常危重的病症之一，死亡率高。现我科收治了院内第一例 A 型主动脉夹层破裂的产妇。该患者是一名产褥期妇女，在产后发病，及时在我院进行了诊治及手术。现为术后第 1 天，患者手术时间长、创面大、手术复杂，术后血压波动大，肺部感染、深静脉血栓风险高，治疗护理难度大，而心脏康复是一个全面、综合、长期的治疗护理过程，为使患者得到全面、个性化的护理，构建一个适合患者个体化的科学的康复管理方式，特邀请各位老师讨论指导，力争使患者得到一个良好的治疗、护理结局，下面有请管床护士小李进行病情汇报。

一、病例汇报

小李：各位老师，大家下午好！我是管床护士小李，现在由我来给大家汇报一下患者的基本情况。

1. 一般资料

2 床，朱某某，女，29 岁，管床医生为娄医生，管床护士为李护士；患者为公司职员，高中学历，珠海医保；无药物食物过敏史；家人积极配合治疗，已婚已育，配偶、父母体健。

2. 主要诊断

主动脉夹层、子痫前期。

3. 主要病情

2021 年 1 月 29 日患者入住产科，完善相关检查，排除手术禁忌证，于当天 14:43 行"子宫下段剖宫产术"，术程顺利。术中在子宫前壁近宫底处可见一大小约 8 cm × 8 cm 的血管瘤，表面可见粗大血管怒张，壁薄，可见血液充盈。1 月 31 日 1:41 患者喂奶时突然尖叫，意识昏迷，呼之不应，未见抽搐，立即予面罩给氧，心电监护，心率波动于 49 ～ 82 次/分，血压 77/46 mmHg，叹息样呼吸，SpO_2（血氧饱和度）82%，口唇无发绀，约 5 min 后患者恢复意识，心率 74 ～ 78 次/分，血压难测出，SpO_2 98%，予多巴胺 40 mg + 0.9% 生理盐水 100 mL 静脉滴注，血压维持在

81/38 mmHg 左右,因神志改变,低血压,呈休克状态难以纠正,遂转入 ICU 进行抢救。入 ICU 后给予氧疗、维持生命体征等相关治疗及处理,CTA 检查提示升主动脉夹层。6:40 完善术前准备后在全麻下行体外循环下升主动脉人工血管置换 + 临时起搏导线置入术 + 心包、纵隔引流术 + 右股动脉探查术,15:20 术毕返回 ICU。

4. 用药及治疗

患者入 ICU 后予经鼻高流量氧疗,建立 CVC 通路,予多巴胺及垂体后叶素维持血压,血压上升不明显。患者自诉胸前区疼痛不适,心脏超声提示左心功能 EF:63%,心包积液(少 - 中量),升主动脉增宽,升主动脉内条带状等回声;外出行主动脉 CTA 检查提示升主动脉夹层。6:40 完善术前准备后在全麻下行体外循环下升主动脉人工血管置换 + 临时起搏导线置入术 + 心包、纵隔引流术 + 右股动脉探查术,15:20 术毕返回 ICU。

5. 辅助检查

(1)实验室检查。结果见图 7 - 3 - 1 至图 7 - 3 - 6。

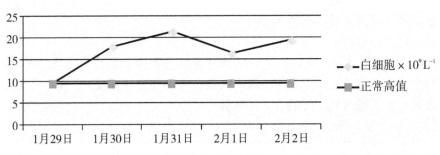

项目/日期	1月29日	1月30日	1月31日	2月1日	2月2日
白细胞 ×10^9 L^{-1}	9.34	17.78	21.21	16.27	19.35

图 7 - 3 - 1 白细胞

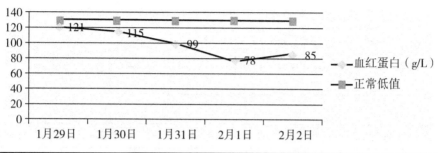

项目/日期	1月29日	1月30日	1月31日	2月1日	2月2日
血红蛋白（g/L）	121	115	99	78	85

图7-3-2 血红蛋白

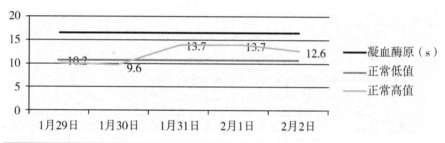

项目/日期	1月29日	1月30日	1月31日	2月1日	2月2日
凝血酶原（s）	10.2	9.6	13.7	13.7	12.6

图7-3-3 凝血酶原

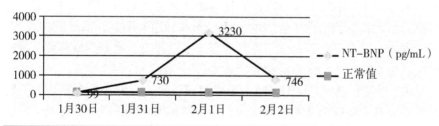

项目/日期	1月30日	1月31日	2月1日	2月2日
NT-BNP（pg/mL）	99	730	3230	746

图7-3-4 NT-BNP

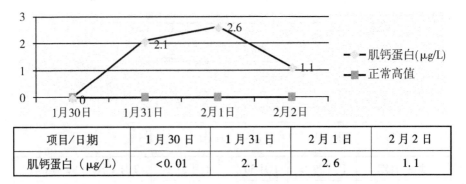

项目/日期	1月30日	1月31日	2月1日	2月2日
肌钙蛋白（μg/L）	<0.01	2.1	2.6	1.1

图7-3-5 肌钙蛋白

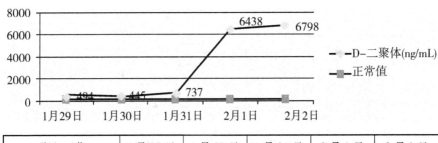

项目/日期	1月29日	1月30日	1月31日	2月1日	2月2日
D-二聚体（ng/mL）	494	445	737	6438	6798

图7-3-6 D-二聚体

（2）影像学检查。

A. CT（1月31日4:00）：①升主动脉夹层（Stanford A型）；②心包积液、积血；③肺动脉导管封堵术后；④双肺通气不良，双肺散在炎症；⑤胆囊结石，右肾结石；⑥子宫呈剖宫产术后改变，盆腔少量积液，盆腔前壁软组织积气；⑦中心静脉管置入术后。（图7-3-7）

B. 心脏B超（1月31日）：患者胸壁较厚，心脏透声窗差，升主动脉增宽，升主动脉内条带状等回声，主动脉夹层？建议进一步检查。左心功能EF：63%。心包积液（中量）。双下肢B超示双下肢所查动脉血流，深静脉血流通畅。

C. 双下肢B超（2月1日）：双下肢深静脉血流通畅。心脏B超：左心功能EF：60%。心包腔未见明显积液。

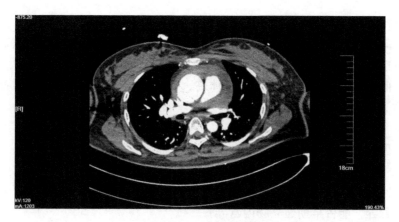

图7-3-7 CT影像

D. DR 报告（1 月 31 日）：①动脉导管未闭封堵术后改变，心影普遍增大，肺动脉段膨隆；②双肺少许炎症，右侧胸腔积液，左侧膈面胸膜增厚粘连。

6. 主要护理问题

（1）血流动力学不稳定，与术后心排血量减少有关。
（2）有感染的危险，与术后创口大、留置管道较多有关。
（3）有深静脉血栓的风险，与大手术后卧床限制及心功能差有关。
（4）营养失调，低于机体需要量，与禁食、胃肠减压有关。

二、床旁查看患者

小李：患者今日 10：00 呈嗜睡状态，双侧瞳孔等大等圆，直径 1.5 mm，对光反应灵敏。给予高流量氧疗装置（HFNC）治疗，吸氧浓度 55%，T 36.80℃，BP 131/68 mmHg，HR 91 次/分，SpO_2 98%；微量泵入去甲肾上腺素、多巴胺、可达龙、地佐辛、右美托咪定等治疗。2 月 1 日 24 小时出入量情况：入量 2737 mL；出量 4062 mL（心包纵隔 192 mL，胸腔引流管 150 mL，胃液 50 mL）。

三、疑难护理问题

问题1：患者体重达 80 kg，胃肠减压引流液为墨绿色，目前靠三升袋维持营养，能否早期建立肠内营养？

问题2：患者涨奶，如何进行更加有效、方便的消肿、退奶，从而减少不适？

问题3：大手术后，D-二聚体高，如何进行早期康复锻炼及有效的预防深静脉血栓的形成？

四、讨论

问题1：患者体重80 kg，胃肠减压引流液为墨绿色，目前靠三升袋维持营养，能否早期建立肠内营养？

营养科卓护士长（专科护士/主管护师）：患者目前已经停用血管活性药物去甲肾上腺素，根据《2018年欧洲肠外肠内营养学会重症营养治疗指南》（ESPEN）推荐意见1，所有ICU住院患者，特别是住院超过48 h的患者，均应考虑实施营养支持治疗；推荐意见3，对于可进食的危重症患者，经口进食优于肠内或肠外营养；推荐意见22，在重症状态未得到改善期间，可适当增加蛋白质摄入量 [1.3 g/（kg·d）]。[7]目前患者引流的胃液不多，建议先给予1～2瓶能全力，由滋养型营养逐渐过渡到全营养，考虑到患者白蛋白26.39 g/L，营养科可配制高蛋白营养液以满足患者的需求，同时需要关注患者胃肠道的耐受性情况进行量的适当调整，如果患者出现腹胀、肠鸣音亢进、腹泻等情况，则需要减缓输注的速度，同时做好预防失禁性皮炎的干预措施，适当给予患者调理肠道菌群药物。

问题2：患者涨奶，如何进行更加有效、方便的消肿、退奶，从而减少不适？

产科陈护士长（主管护师）：①患者产后在我产科住院，本次生育是患者多次怀孕失败后的第一胎，这个宝宝对于产妇来说是一个非常珍贵的宝宝，故产妇喂奶意愿非常强烈。但鉴于目前情况，建议ICU及手术医生和护士一起与患者沟通有关婴儿喂养问题对于患者康复及婴儿营养的利与弊；让医生告知患者自身病情的严重性，要以自身术后健康康复为主，婴儿喂养为辅；现阶段体力活动，如喂奶、抱小孩等对于心脏术后的恢复是非常不利的。让患者理解哺乳会影响体内的激素分泌、加重体力消耗进而加重心脏负荷,不利于术后康复,取得患者同意后可进行退奶治疗。一般退奶治疗,我科常常使用的 2 种方法是芒硝外敷和采用包菜叶冷敷的形式。这两种方法我科都已经使用一段时间,效果较好,患者反映比较舒适而且容易购置,使用方便、经济。②需要关注患者产后心理干预情况。产褥期妇女大多数情绪会发生变化,加上本例患者的婴儿是珍贵儿,产妇还沉浸在幸福之中,但突如其来的手术对于患者是一个非常大的打击,患者本身担心术后康复,另外由于现阶段婴儿由外婆照顾(外婆年龄 60 多岁),故担心家庭对婴儿照顾不周,建议定期拍一些婴儿的照片、定时与家属进行视频聊天,让患者动态了解宝宝在家庭被照顾的情况,减少患者出现母婴分离的焦虑;同时需要进行心理量表测评,及时请心理科进行会诊。

问题 3:大手术后,D-二聚体高,如何进行早期康复锻炼及有效的预防深静脉血栓的形成?

骨科李老师(专科护士/主管护师):VTE 包括深静脉血栓形成和肺栓塞,VTE 高危因素包括血管内皮损伤、血流瘀滞、血液呈高凝状态。与同年龄的非妊娠妇女相比,妊娠妇女产前发病率高 10 倍,产后 VTE 的发病率高 25 倍,这种增加的 VTE 风险发生在早期妊娠至产后 12 周。[8-10]《静脉血栓栓塞症机械预防中国专家共识》中提及,大多数接受心脏和血管手术患者有很高的出血风险,如急诊手术、手术持续时间长、体外循环、手术中的抗凝治疗等。机械预防能够在不增加出血率的情况下降低 VTE 风险。[11] 该患者行体外循环下升主动脉人工血管置换 + 临时起搏导线置入术 + 心包、纵隔引纵隔 + 右股动脉探查术,加上是产褥期,是 VTE 的高风险人群;超声示患者双下肢深静脉血流通畅。故预防方面,根据患者术后现状及双下肢体征情况,建议选择足底加压泵(venous foot pumps,VFPs)。VFPs 通过脉冲气体在短时间内快速冲击足底的方式,使制动或偏瘫肢体的静脉血获得正常人行走状态下的一种脉冲性加速,进而提高血流速度,改善肢体末端的供血不足,加快肢体水肿的消除。相对于抗凝药物,机械预防出血风险较小,操作简便,容易被患者接受。

ICU 练护士长(专科护士/副主任护师):给患者做被动锻炼和治疗运动时要考虑患者心脏负荷,建议以自主运动为主,循序渐进开展。根据最新《心血管外科围手术期康复临床操作手册》指出,可以制订适合患者的个性化护理措施。例如：术后当天患者上呼吸机期间以休息为主，辅助给予肢体的被动运动；术后第1天指导患者进行力所能及的四肢主动运动，如手部进行挤压手球、下肢进行踝泵运动；拔出气管插管后给予呼吸锻炼，如缩唇呼吸，运动中观察患者运动时及运动中的心率、血压、呼吸的情况进行调整。[12]由于术中见子宫前壁近宫底处可见一大小约8 cm×8 cm的血管瘤，表面可见粗大血管怒张，壁薄，其内血液充盈，故不能进行常规的子宫按摩促进子宫的复旧，但术后的早期活动可以促进患者的恶露排出，使子宫复旧；同时关注患者主诉，有无出血情况的发生，如头晕、头疼、腹痛情况，关注患者瞳孔变化、恶露颜色、血色素、血红蛋白、凝血功能等检验指标的动态变化；当患者出现神志、意识、瞳孔变化时需要警惕脑出血的发生。

大外科谢护士长（**副主任护师**）：每天关注D-二聚体变化。D-二聚体是反映血栓形成与溶栓活性最重要的实验室指标，主动脉夹层发病24小时内就会出现阳性结果。当阳性结果出现时，需要结合临床症状及其他辅助检查综合分析，对于不能解析的明显升高的阳性结果，即使不存在临床表现，也应考虑存在VTE可能。本例患者术前就出现D-二聚体持续升高，需要高度关注深静脉血栓风险。目前医嘱也有抗凝药物的使用。现患者处于清醒状态，更应密切关注患者自我感受的表述。由于肺栓塞缺乏特异性，当患者不明原因出现胸闷、呼吸急促、呼吸困难或心跳加速等症状时，需要警惕出现肺栓塞的可能。

朱老师（**呼吸治疗师**）：术前循环不稳定，随时有窦瘤破裂危及生命风险，所以不建议进行康复训练。术后返回ICU，早期患者处于镇静镇痛状态，患者丧失一切自主活动能力，为预防血栓形成和肌肉萎缩，可在循环功能稳定的前提下进行床上被动肢体活动，如伸臂、屈腿、小关节功能位活动等训练。

ICU李老师（**主管护师/护理组长**）：患者苏醒后，因手术伤口疼痛，会影响患者的自主咳嗽能力，可建议医生给予镇痛药物，同时一方面训练患者做深呼吸动作，既可以预防肺不张，也有利于下呼吸道的分泌物排出，另一方面还可以用手法固定伤口，减轻伤口因咳嗽产生的张力性疼痛，训练患者进行咳嗽动作。此外，还可以用手持振动排痰机针对痰液阻塞、肺不张等部位进行叩拍。这个阶段还可以指导患者进行主动运动训练，恢复肌力，建立信心。

ICU 练护士长（专科护士/副主任护师）：患者如果脱机困难，营养支持、康复训练和心理疏导要同时进行。康复训练包括呼吸机低水平通气训练、由短时间到长时间的脱机训练。由于夹层患者手术失血量大、补液多、呼吸机应用时间较长，部分患者会出现肺不张、低氧血症等问题。在训练脱机的前后可利用呼吸机为患者进行肺泡复张和膨肺工作。条件允许的话，可进行床边活动，然后过渡到离床活动，为早日脱机争取条件。成功脱机后，让患者早日下地进行离床活动，同时需要预防跌倒发生。

心内科李老师（专科护士/主管护师）：运动期间患者出现如下问题之一，即立刻终止训练：①心律出现不规则变化；②心率较运动前出现增快或减慢，超过20%的范围；③收缩压≥180 mmHg 或下降≥20 mmHg，或偏离临床需要，有潜在风险时；④出现胸痛；⑤有强烈的疲劳感（Borg>6 分）；⑥呼吸困难（Borg>6 分）；⑦眩晕、恶心甚至呕吐、面色苍白或大汗；⑧SpO_2≤85%，或者低于临床需要；⑨仅仅出现轻度疲劳、肌肉酸痛、微汗等症状属于正常情况，可视情况继续训练或暂停训练。临床问题千变万化，具体问题需要具体分析。例如，有的患者会出现高度焦虑问题，则在指导其进行康复活动的同时还要进行心理疏导等。

五、总结

护理部赖主任（主任护师）：非常感谢各位专家的指导，现根据大家的意见，我总结一下我们的护理方案：

（1）根据营养师的建议，先给予患者进行口服进食，每日逐渐增加能量的摄入，同时观察患者的消化、吸收情况。

（2）与患者沟通后让其停止哺乳，关注患者的自我感受，做好心理护理，加强人文关怀，将宝宝的情况及时告知患者（建议视频沟通），减少母婴分离的焦虑，同时做好心理疏导工作。

（3）根根呼吸治疗师、专科护士们的建议，开启每日的康复功能锻炼日记执行康复锻炼，预防深静脉血栓的形成。

（4）动态关注患者的生命体征及检验指标的变化，如出凝血功能、D-2聚体、感染指标的变化，出现异常情况及时告知医生进行相关处理。

参考文献

[1] 蒋荣珍, 滕银成. 妊娠合并主动脉夹层的诊治 [J/CD]. 中华产科急救电子杂志, 2019, 8 (2): 76-81.

[2] Kamel H, Roman M J, Pitcher A, et al. Pregnancy and the risk of aortic dissection or rupture: a Cohort-Crossover Analysis [J]. Circulation, 2016, 134 (7): 527-533.

[3] Erbet R, Aboyans V, Boileau C, et al. 2014 ESC Guidelines on the diagnosis and treatment of aortic diseases: document covering acute and chronic aortic diseases of the thoracic and abdominal aorta of the adult. The task force for the diagnosis and treatment of aortic diseases of the European Society of Cardiology (ESC) [J]. Eur Heart J, 2014, 35 (41): 2873-2926.

[4] 中国医师协会心血管外科分会大血管外科专业委员会. 主动脉夹层诊断与治疗规范中国专家共识 [J]. 中国胸心血管外科杂志, 2017, 33 (11): 641-654.

[5] Sawlani N, Shroff A, Vidovich M I. Aortic dissection and mortality associated with pregnancy in the United States [J]. J Am Coll Cardiol, 2015, 65 (15): 1600-1601.

[6] Bekkers J A, Raap G B, Takkenberg J J, et al. Acute type a aortic dissection: long-term results and reoperations [J]. Eur J Cardiothorac Surg, 2013, 43 (2): 389-396.

[7] 李伦超, 单凯, 赵雅萍, 等. 2018年欧洲肠外肠内营养学会重症营养治疗指南（摘译）[J]. 临床急诊杂志, 2018, 19 (11): 723-728.

[8] Greer I A, Nelson-Piercy C. Low-molecular-weight heparins for thromboprophylaxis and treatment of venous thromboembolism in pregnancy: a systematic review of safety and efficacy [J]. Blood, 2005, 106 (2): 401-407.

[9] Harris S A, Velineni R, Davies A H. Inferior vena cava filters in pregnancy: a systematic review [J]. Vasc Interv Radiol, 2016, 27 (3): 354-360.

[10] Bates S M, Ginsberg J S. How we manage venous thromboembolismduring pregnancy [J]. Blood, 2002, 100 (10): 3470-3478.

[11] 中国健康促进基金会血栓与血管专项基金专家委员会. 静脉血栓栓塞症机械预防中国专家共识 [J]. 中华医学杂志, 2020, 100 (7): 484-492.
[12] 郭琪. 心血管外科围手术期康复临床操作手册 [M]. 天津: 天津科技翻译出版有限公司, 2020.

(郭远)

案例二　一例重症肺炎行气管切开患者实施俯卧位通气的护理疑难病例讨论

【前言】当肺炎患者出现严重低氧血症或急性呼吸衰竭需要通气支持，或者出现低血压、休克等循环衰竭表现和其他器官功能障碍，可认定为重症肺炎，病情进展迅速时可能会引起呼吸衰竭、呼吸窘迫等并发症，并威胁患者的生命安全。急性呼吸窘迫综合征（acute respiratory distress syndrome，ARDS）以进行性低氧血症和呼吸窘迫为主要临床特征。[1]而俯卧位通气是患者（尤其针对 ARDS 患者）进行机械通气后仍无法改善低氧血症时采取的一种治疗措施，可促进患者背部肺泡复张，调节前胸壁灌注，改善肺内分流及通气血流比例，从而提升患者的氧合指数及血氧饱和度。[2-3]经研究显示[4]，ARDS 病死率为 15%～72%，平均病死率为 43%。俯卧位通气作为 ALI/ARDS 患者的一种辅助治疗手段，目前已在临床上获得一定程度的应用，一篇 Meta 分析显示[5-6]，俯卧位通气可以改善患者的氧合指数。不论观察性研究还是随机对照研究均发现[7]，70%～80% 的 ARDS 患者采用俯卧位通气后氧合明显改善。在低氧血症和呼吸窘迫病死率高的情况下，早期针对因低氧血症患者实施俯卧位通气，有利于患者肺康复。本次对一例气管切开的低氧血症患者实施俯卧位通气，并对其护理重点问题进行讨论。

【讨论主题】气管切开患者实施俯卧位通气的体位护理。

【讨论形式】疑难病例讨论（科内讨论）。

【讨论地点】感染重症监护病区示教室。

【主　持　人】护士长。

【参加人员】科内全体护士及主治医生。

【讨论日期】2021 年 1 月 10 日。

【讨论时长】30 分钟。
【讨论内容】

李护士长（副主任护师）：各位老师，大家好！俯卧位通气作为肺保护性策略的一种手段在 ICU 内广泛应用，自我科 2016 年实施俯卧位通气以来，对气管插管的俯卧位通气患者的护理已积累了丰富的护理经验，而今天我们查房的这位患者是一例气管切开患者。该患者已经住院 10 多天，病情反复，治疗欠佳，先经气管插管俯卧位通气，效果欠佳，后因病情加重，行气管切开术。这是我科第一例气管切开行俯卧位通气治疗的患者，因此，我们护理经验不足，加之护理难度大，患者及家属心理压力也较大。为解决我们在护理过程中遇到的问题，今天我们邀请了管床医生与我们一起共同进行讨论。下面请责任护士小高进行简要病情汇报。

一、病例汇报

责任护士小高：各位老师，大家下午好！我是责任护士小高，现在由我来给大家汇报一下患者的基本情况。

1. **一般资料**

9 床，潘某某，男，60 岁；管床医生为刘医生，管床护士为李护士；患者为退休工人，初中学历，家庭经济条件较好，珠海医保，家人积极配合治疗，配偶体健。

2. **主要诊断**

重症肺炎、艾滋病、高血压。

3. **主要病情**

患者于 2020 年 12 月 27 日因肺部感染，氧合指数下降，入我科经呼吸湿化治疗仪治疗，2020 年 12 月 31 日行经鼻气管插管接呼吸机辅助呼吸，2021 年 1 月 2 日行俯卧位通气，2021 年 1 月 9 日行气管切开术，并予术后行俯卧位通气治疗。目前患者经鼻肠管给予营养治疗，ADL 评分 0 分，Braden 评分 11 分。现患者处于镇静状态，无法评估心理状态。

4. **用药及治疗**

予力月西、丙泊酚、吗啡镇静镇痛，美平 1 g bid、万古霉素 1 g q12h、磷钾酸钠 3.0 g q8h、伏立康唑 0.2 g q12h 抗感染治疗。

5. 辅助检查

（1）影像学检查。

1）DR 结果（2020 年 12 月 27 日）：①双肺弥漫性病变，结合 CT 结果，考虑感染性病变，病毒性肺炎可能；②右肺中外野金属影，考虑体外物投影。（图 7 - 3 - 8）

2）DR 结果（2021 年 1 月 3 日）：①双肺间质性炎症并肺淤血，较前减轻；②主动脉迂曲、钙化。（图 7 - 3 - 9）

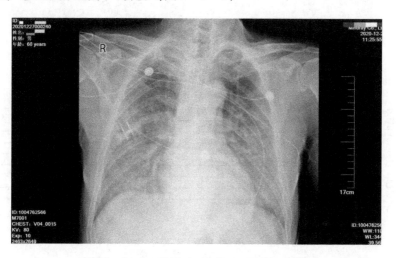

图 7 - 3 - 8　2020 年 12 月 27 日 DR 结果

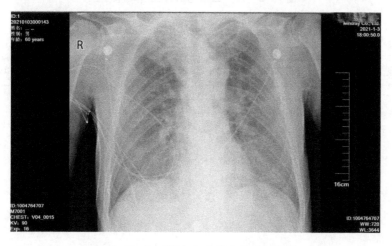

图 7 - 3 - 9　2021 年 1 月 3 日 DR 结果

（2）实验室检查。检查结果见图7-3-10至图7-3-15。

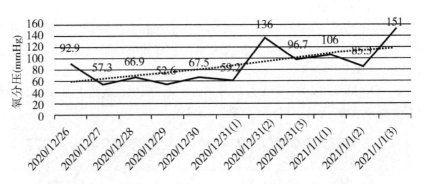

图7-3-10　氧分压结果折线图

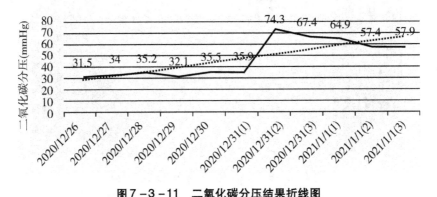

图7-3-11　二氧化碳分压结果折线图

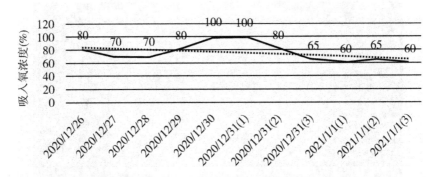

图7-3-12　吸入氧浓度结果折线图

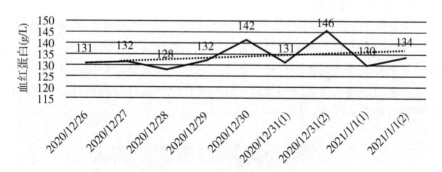

图 7-3-13 血红蛋白结果折线图

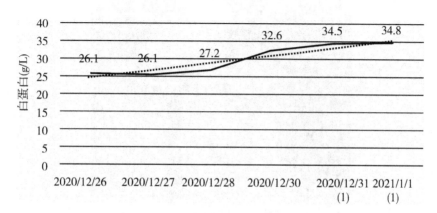

图 7-3-14 白蛋白结果折线图

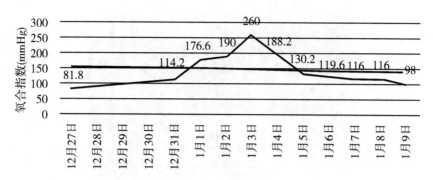

图 7-3-15 氧合指数折线图

6. 主要护理问题

患者已于2021年1月12日置入鼻肠管，营养科根据患者情况制订了个体化的营养方案，现无潴留液反流情况，需观察大便情况。目前，在气管插管俯卧位通气的护理经验的基础上进行气切套管俯卧位通气，但效果一般，希望通过此次疑难病例讨论进一步优化气切套管的俯卧位通气的体位管理（图7-3-16和图7-3-17）。

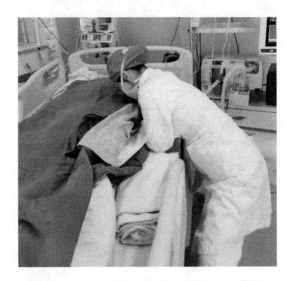

图7-3-16　俯卧位通气中受压处皮肤除压

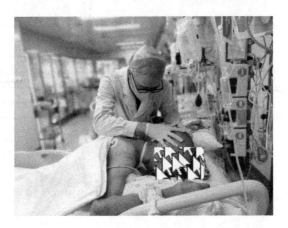

图7-3-17　俯卧位通气中定时转动头部体位

二、床旁查看患者

责任护士小高：目前患者行俯卧位通气，处于镇静状态，镇静评分为−5分（对声音及身体刺激无反应），各管道固定良好，无渗血渗液。额头无压红，眼部无受压，听诊肺部痰鸣音情况，可闻及少量湿啰音。

三、疑难护理问题

问题1：俯卧位通气时如何做好体位管理，防止脱管？
问题2：俯卧位通气时如何做好皮肤护理？
问题3：俯卧位通气时如何预防感染？

四、讨论

问题1：俯卧位通气时如何做好体位管理，防止脱管？

易老师（副主任护师）：因患者是气管切开下行俯卧位通气，我们需考虑并解决患者俯卧位时的体位问题，气切套管在喉结下方，在需要俯卧位的基础上再次加大了实施难度，俯卧时，套管开口以及呼吸机管道均在不易观察的位置，并且翻身后患者身下枕头垫高，受压皮肤的血液循环慢，增加了压疮风险。在护理人员使用除压手套进行减压时，容易挪动枕头的位置，影响膈肌下沉。这时可考虑将两个厚小枕合并为一个合适高度的大枕，减小塞枕和除压时枕头的挪位概率。尽可能保证俯卧位通气的治疗时间，据相关数据资料显示[8-9]，每天超过12 h（严重ARDS患者至少达到16 h）的俯卧位通气患者的治疗效果明显优于短时间治疗的患者。

古老师（护理组长/主管护师）：ICU患者往往病情严重，管路繁多，护理工作难度大。在行俯卧位通气时，对患者进行搬动、管路固定不牢、重力的牵拉、患者舒适度的改变等，都会增加了意外拔管的风险。所以，在治疗过程中，护理工作的关键是预防管道意外脱出，妥善固定好管路，增加患者的舒适度。在执行操作前，应将各管路正确摆放，理顺管路，预留充足的长度，防止在搬动患者过程中牵拉管路，引起管路拔出或脱落，尤其是气切套管及深静脉通路，可使用3M加压胶布稳妥固定，再使用白扁带以气切套管为中心绕颈 1 周，松紧度以一指为宜，每班检查气囊压力，保证其达到标准要求（25～30 mmHg）。翻身完成后，对各管路妥善固定，检查接头完好，俯卧位通气时可将患者的 RASS 镇静评分控制在 -4～5 分，达到进一步降低氧耗、维持有效氧合的效果，从而预防患者自身原因导致的管道滑脱。

胡老师（护理组长/主管护师）：我觉得还需要做好俯卧位通气前的各项准备工作，包括用物准备（马蹄形啫喱垫 1 个、大号软枕若干、减压泡沫敷料、赛肤润、电极片、3M 弹性敷料、一次性中单、护理垫）、人员准备（5～7 名经过专业培训的医务人员）、患者准备（清除呼吸道分泌物，检查密闭式吸痰管连接完好，夹闭并梳理各类管道，断开心电监护导联线，停止鼻饲喂养大于半小时，检查胃潴留量，给予镇静剂及肌松剂充分镇静，检查气管插管、输液通道及其他导管是否固定通畅）。基于患者病情的特殊性，我们还需做好医务人员的个人标准防护。

刘老师（护师）：让患者俯卧时，我们应将胸前与头部下方的枕头及啫喱垫垫高，留出足够的位置摆放气切套管。翻身后，头偏向一侧，垫"U"形啫喱垫，避免压迫眼睛及鼻子，保证气管导管固定完好，使其平行于床面，管路低于气管导管，集水杯调节至最低水平位。双臂呈投降式置于头的两侧，双腿自然放置。连接心电监护于背部相应部位，再次梳理各类导管，并使之固定通畅，保持呼吸道通畅。针对气切套管下的俯卧位通气，位置不易观察，故对护理人员的要求更高，巡视力度更需加大，不仅要观察生命体征及血氧饱和度情况，还需及时发现有无痰堵、管道挪位或折管等风险情况发生，密切监测血气分析及氧合指数结果，遵嘱调节呼吸机参数。

护士长（副主任护师）：总结几位老师的发言，并结合病例本身的特殊性，第一，要选择合适高度的大枕，以便翻身后留出足够位置摆放气切套管。第二，防导管滑脱最重要的是做好管道的固定，翻身前需再次检查管道固定情况，并清理呼吸道分泌物，避免翻身后患者因分泌物多引起呛咳。第三，翻身后要加强巡视力度，也需密切监测患者氧合指数及肺部 CT 结果变化。

问题 2：俯卧位通气时如何做好皮肤护理？

易老师（副主任护师）：长时间的俯卧位通气，让该患者长时间处于一种体位，极易发生压疮。如额头、面颊部、耳部、肩部、胸骨、髂嵴、生殖器、膝部及脚趾脂肪少，属于压疮风险高发部位。因此，在患者行俯卧位通气时，护理人员应该密切观察患者受压部位的皮肤情况，预防性地在全身涂抹赛肤润、泡沫敷料，保护患者胸部、髋关节、膝关节等骨突处，将厚实软枕分别放置于患者胸部齐肩、髋部齐髂前上棘及小腿部位，悬空腹部及脚趾。根据资料提示，将患者面部偏向一侧，并在同一侧髂部、肩部放置凝胶枕，令患者身体倾斜，保持人工气道不打折、不受压，每隔 2 h 左右交替翻身，换成另一侧抬高，并根据患者病情适当调整体位，可降低压力性损失发生率。[10]除了常规皮肤易发生压疮外，我们还需考虑到气切套管的位置及俯卧位时的反作用力是否加大了气管食管瘘的发生率，这也提醒我们更应做好体位管理，让患者充分减压。

胡老师（**护理组长/主管护师**）：患者在采用镇痛镇静策略后全身肌肉放松，处于完全被动状态，肌肉和血管失去神经支配后舒缩功能丧失，在面部也易发生压疮、水肿以及眼部水肿、炎性反应、视神经损伤等并发症。眼部的局部组织缺血缺氧，易造成视网膜细胞受损。故每 1 h 要转动头部，在材料选择上可使用 ACTION 凝胶头垫降低俯卧位通气患者面部压疮的发生率[11]，同时空出眼部位置，避免眼部受压。每 2 h 采用除压手套全身除压。当患者停止俯卧位通气时，可对局部压红皮肤进行按摩，涂抹润肤油，改善皮肤血液循环。

苗老师（**总带教/护师**）：营养摄入对压疮的预防同样有着重要作用，并且我们考虑到该患者是一名艾滋病患者，该疾病本身就是慢性消耗性疾病，易引起腹泻等多种并发症。《美国肠外肠内营养学会成人危重症患者营养支持指南》（2016 年）及《欧洲危重病学会重症患者早期肠内营养临床实践指南》（2018 年）指出，所有进入 ICU 预期自主摄入进食不足的患者，都应进行营养风险评估，及时留置鼻肠管，早期启动肠内营养支持，在喂养期间，应观察腹部体征，听诊肠鸣音，大便排出情况，按需调整鼻饲速度，减少反流及误吸的风险，并确保肠内营养达到目标营养量，提高患者的免疫力。

护士长（**副主任护师**）：压疮发生的外源性因素产生于软组织上的机械力，包括压力、剪切力及摩擦力。内源性因素决定于软组织对机械力的敏感性，包括营养不良、贫血、大小便失禁及感染等。各位老师也结合患者病情从以上两个因素出发，分析了通气过程中护理重点问题，一些预防性的措施，压疮高发部位材料的选择，除压时间的长短以及患者营养的需求。

问题3：俯卧位通气时如何预防感染？

李医生（主治医生）：艾滋病是一种免疫缺陷性疾病，因机体抵抗力极度下降会出现多种感染，该名患者也因肺部感染发展成重症肺炎，并发了低氧血症，危及生命。但常规机械通气难以让肺泡重新开启，甚至还可能导致正常肺泡过度膨胀及气压伤。[12]对该患者积极采取俯卧位通气治疗，不仅能减轻其胸膜腔受到的压力，同时在重力的辅助下增进肺泡可以再一次膨胀，做到均匀肺泡通气，使得肺内分流有一定的改善。在气管插管患者俯卧位通气的护理方面我们积累了较多的经验，而气管切开患者的俯卧位通气的护理我们更应该注重细节的落实。在用药方面，对该患者已使用大量抗生素控制其自身病灶的感染，问题中提到的预防感染指的是一些可避免的感染因素，如ICU中的呼吸机相关性肺炎、导管相关性血流感染、导尿管相关性尿路感染等。在免疫力低下又留置各种管道的情况下，考验的是护理团队的无菌观念及无菌操作执行度。保证患者恢复健康的同时，我们还需做好医护人员的防护，避免被血液体液喷溅。

古老师（护理组长/主管护师）：口咽部定植菌的误吸是机械通气并发肺部感染的重要来源或途径。为防止口腔内细菌大量繁殖，俯卧位通气患者应6h进行1次口腔护理。口腔护理前，使患者头部偏向一侧，检测气囊的压力，将气囊的压力维持在 25～30 cmH_2O（1 cmH_2O = 0.098 kPa），将气道内及口腔内的分泌物清除干净。使用氯己定漱口液对患者的牙齿牙龈及其舌苔以擦洗方式进行清洁，做好口腔护理，减少感染的机会。

胡老师（护理组长/主管护师）：气管切开时，管道朝下，易顶住咽喉部，大大降低患者舒适度且不利于观察，也不便清理呼吸道分泌物。需使用密闭式吸痰管，便于吸痰，同时做好职业防护。必要时可在翻身前行纤支镜下吸痰治疗，也可对有无发生气管食管瘘进行初步筛查。日常治疗中，可由呼吸科医生会诊，确定是否可行雾化吸入+震动排痰治疗，促进肺部分泌物排出，减少肺部感染的机会。配合医生根据患者肺部情况及药敏结果使用抗生素，按时按量用药，维持血液中药物的有效浓度。

王老师（护士）：ICU获得性肌无力是影响患者脱机拔管和恢复正常生活的重要因素。早期康复锻炼可促进患者肢体功能重建，促进疾病康复，也是脱离呼吸机依赖的重要措施。在镇静期间，可通过医生及康复师评估并根据肌力及四级运动的原则，制订功能锻炼计划，协助患者做关节运动、气压治疗，每班监测患者双侧腿围、末梢血运，动态观察患者血液检验指标，预防 DVT。

护士长（副主任护师）：感染的程度和发生的部位也会影响疾病的康复，俯卧位通气时肺部感染的控制显得尤为重要。药物方面已大量全面使用抗生素覆盖，护理方面则严格执行预防呼吸机相关性肺炎的护理措施，同时实施早期康复锻炼计划，落实细节管理，提高俯卧位通气的效果。

五、总结

护士长（副主任护师）：通过这次讨论，大家积极收集并查阅资料，为行俯卧位通气的气管切开患者解决了护理过程中遇到的一些难点问题。气切套管下的俯卧位通气体位摆放时，管道护理的难度增大，因此，管床护士应具有高度的责任心和丰富的临床经验及理论知识，严密观察病情变化，及时报告并配合医生处理，减少并发症的发生，促进患者早日康复。我们这次的疑难病例讨论到此结束，谢谢大家的积极参与！

参考文献

[1] 马晓春，王辰，方强，等. 急性肺损伤/急性呼吸窘迫综合征诊断和治疗指南（2006）[J]. 中国危重病急救医学，2006（12）：706-710.

[2] Fan E, Del Sorbo L, Goligher E C, et al. An official American Thoracic Society/European Society of Intensive Care Medicine/Society of Critical Care Medicine clinical practice guideline: mechanical ventilation in adult patients with acute respiratory distress syndrome (vol 195, pg 1253, 2017) [J]. American Journal of Respiratory and Critical Care Medicine, 2017, 195 (11): 1540-1540.

[3] 岳伟岗，张莹，蒋由飞，等. 俯卧位通气对急性呼吸窘迫综合征患者的影响 [J]. 中国呼吸与危重监护杂志，2019，18（06）：532-536.

[4] Jesús V, Demet S, Robert M K. The acute respiratory distress syndrome:

incidence and mortality, has it changed? [J]. Current Opinion in Critical Care, 2014, 20 (1): 3 - 9.
[5] 雷光锋, 张雪晴, 张素霞. ALI/ARDS 患者俯卧位与仰卧位通气的 Meta 分析 [J]. 护理学杂志, 2016, 31 (22): 87 - 92.
[6] 丁华峰. 俯卧位通气治疗急性呼吸窘迫综合征的 meta 分析 [D]. 上海交通大学, 2014.
[7] 宣国平, 张琳, 张金, 等. 俯卧位通气治疗肺内/外源性 ARDS 的对比研究 [J]. 临床肺科杂志, 2015, 20 (03): 474 - 477.
[8] 冯芸, 刘娟, 周圣哲, 等. 俯卧位通气时间对急性呼吸窘迫综合征病死率影响的 Meta 分析 [J/OL]. 中华肺部疾病杂志 (电子版), 2020, 13 (4): 524 - 526.
[9] 急性呼吸窘迫综合征患者机械通气指南 (试行) [J]. 中华医学杂志, 2016, 96 (6): 404 - 424.
[10] 赵俊红, 余凌飞. 改良俯卧位方式和传统俯卧位方式在重症医学科俯卧位患者皮肤保护中的护理效果 [J]. 医学理论与实践, 2021, 34 (12): 2156 - 2157.
[11] 杨娇. ACTION 头垫预防急性呼吸窘迫综合征俯卧位通气患者面部并发症的效果观察 [J]. 吉林医学, 2021, 42 (7): 1779 - 1780.
[12] Or Kalchiem-Dekel, et al. Feasibility, safety, and utility of bronchoscopy in patients with ARDS while in the prone position [J]. 2018, 22 (1): 54.

（张艳艳）

案例三　一例前列腺癌根治术患者术后失禁性皮炎的护理疑难病例讨论

【前言】前列腺癌是我国男性泌尿生殖系统发病率最高的肿瘤，其发病率随年龄增长而升高。我国前列腺癌的发病率呈现逐年上升的趋势。前列腺癌根治性切除术（radical prostatectomy, RP）是早期局限性前列腺癌的首要治疗方案。[1]尿失禁（urinary incontinence, UI）是 RP 术后常见的并发症，RP 术后 UI 的发生率为 4% ～ 31%[2]，年龄越大，其尿道括约肌及膀胱功能障碍越严重，尿失禁发生率越高。

RP 对肿瘤控制有很好的远期疗效。[3]但 RP 术后 UI 对患者的生活质量（quality of life，QOL）和心理状态有显著的负面影响。[4]Wenter V 等[5]研究发现，对前列腺癌根治术患者进行常规护理，术后 1 个月内尿失禁发生率达到 27.44%，完全性尿失禁或经常性漏尿等严重尿失禁的发生率约为 8.4%[6]。长时间尿失禁容易造成会阴部局部潮湿，从而发生尿路感染、失禁性皮炎等。

由于目前缺乏国际验证及认可的失禁性皮炎（IAD）数据采集方法，使得报道的 IAD 患病率和发病率差异较大。国外的研究[7]显示，IAD 的患病率为 5.6%～50%，发病率为 3.4%～25%。国内的研究[8]显示，住院患者中 IAD 的发病率为 14.0%，同时有 5.5% 的患者并发压力性损伤、11.3% 的患者并发真菌性皮炎。一般前列腺癌根治术后进行尿控功能恢复可以有效缩短尿失禁持续时间，减少患者尿失禁的发生。因此，针对术后并发尿失禁患者应早期做好尿失禁的评估，及时采取系列的干预措施，帮助患者改善尿失禁的情况，提高其生活质量。

【讨论主题】前列腺癌根治术后并发尿失禁的干预措施。
【讨论形式】疑难病历讨论。
【讨论地点】泌尿外科。
【主持人】护士长。
【参加人员】失禁专科护士小范、泌尿专科护士小彭、护理组长小郑、主管护师小吴、管床护士小方、主管医生小练。
【讨论日期】2021 年 1 月 12 日。
【讨论时长】30 min。
【患者资料】张某某，男，72 岁。
【主要诊断】前列腺癌根治术后、尿失禁、失禁性皮炎。
【讨论目的】帮助患者改善前列腺癌根治术后并发尿失禁的护理问题，提高患者的生活质量。
【讨论内容】

护士长：手术是治疗前列腺癌的常用方法，尤其是前列腺癌根治术，具有创伤小、疗效好、恢复快等诸多优点，被广泛运用在临床上。但是，有研究发现，前列腺癌根治术后，容易引发术后尿失禁等并发症，不利于患者术后恢复。今天针对前列腺癌根治术后并发尿失禁患者张某进行一次病历讨论，探讨更适合该患者的个性化护理方案。首先，请管床护士小方进行简要病情汇报。

责任护士小方：患者张某，42床，男，72岁，诊断为前列腺腺泡腺癌，于2020年9月25日在全麻下行腹腔镜下前列腺癌根治术，术后带尿管出院。2020年10月28日，患者因前列腺癌术后1月余入院。2020年10月30日行尿道膀胱造影，排除膀胱尿道吻合口瘘。2020年10月31日予拔除尿管，患者诉拔除尿管后排尿无明显梗阻，伴有尿失禁。2020年11月1日，予行尿垫试验结果为极重度尿失禁，予指导患者进行盆底肌功能训练及应用尿垫预防失禁性皮炎，患者可掌握盆底肌功能训练方法，但其收缩强度为"弱"，持续收缩时间为2～3 s，告知患者出院后按护嘱继续进行盆底肌功能训练，并嘱其1周后到泌尿专科护理门诊复诊，患者表示理解，于2020年11月3日办理出院。

患者出院后由泌尿专护士刘护士长进行微信沟通延续护理，每天跟进患者盆底肌训练效果及控尿情况。患者出院后在家持续训练了3天，后来由于要返回乡下办理医疗报销手续，坐长途汽车等过于疲劳，有4天没有坚持行盆底肌训练，但有使用尿垫收集尿液。尿垫使用量为10～12片/日。患者出院后于2020年11月10返回泌尿专科护理门诊复查，诉会阴部皮肤发红，查体发现生殖器与大腿之间右腹股沟褶皱出现大小约12 cm×8 cm的红斑（图7-3-18），皮肤完好，伴轻度疼痛。患者身高173 cm，体重73 kg，BMI为24.4 kg/m^2，退休老师，本科学历，医保患者，家庭生活条件良好，生活可自理，家庭关系和睦，心理状态焦虑。目前患者特殊治疗用药及护理措施：①清淡易消化饮食，少量多次进食；②记录排尿日记并进行饮水计划；③盆底肌功能训练，指导患者进行耻骨肌肉主动收缩活动、尾骨肌肉主动收缩运动，训练时间控制在5～10秒/次，然后再放松10秒，持续进行25次为一组，一日3组。④使用尿垫。辅助检查有：①CT检查，结果显示前列腺术后改变，膀胱未见明显外漏征象。②尿垫试验（图7-3-19）。③尿流动力学检查。结果显示，膀胱顺应性正常，膀胱感觉正常，膀胱出口无梗阻，最大尿道闭合压力下降，功能性尿道长度约2.5 cm（图7-3-20）。④每日饮水及排尿情况记录（图7-3-21）。

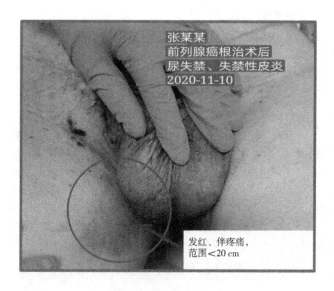

图 7-3-18 失禁性皮炎

尿垫试验时段	干尿垫	上午 1 h	下午 1 h
尿垫重量（g）	33	107	541

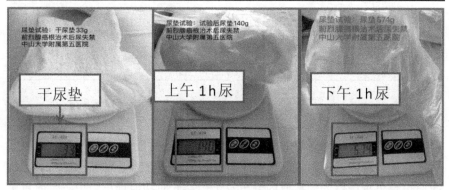

图 7-3-19 尿垫试验

事件概要（＊＝移事件）

注解	时间	Pura	Pves	Pdo	Pabd
UPP 开始 1	9.1	9	6	3	7
UPP 峰值＝1	29.5	36	7	29	10
UPP 停止 1	1∶01.2	8	5	3	6

事件概要（＊＝移动事件）

注解	时间	Pves	Pabd	Pdet	Flow	Volume	IH$_2$O	VH$_2$O
尿流率压力峰值	0.0	5	3	2	0	0	0	0
First Sensation	3∶06.5	12	10	1	0	0	50	147
First Desire	4∶30.5	18	16	1	0	1	50	217
尿流流速开始	4∶49.1	47	47	0	0	0	50	233
峰值流速	5∶05.5	51	57	−6	27	243	0	234
尿流流速停止	5∶12.3	15	20	−5	0	265	0	234

图 7-3-20　尿流动力学结果

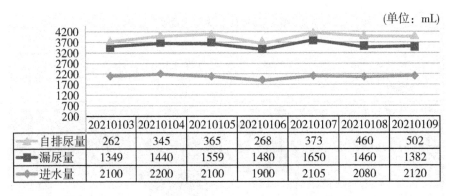

图 7-3-21　患者 2021 年 1 月 3—9 日每日饮水及排尿情况

护士长：本案例患者在 2020 年 9 月行前列腺癌根治术后拔除导尿管后出现尿失禁症状，患者在住院期间通过尿垫试验证实是极重度尿失禁。我们指导患者进行尿失禁原因分析及进行盆底肌功能训练，患者当时可掌握方法，但其持续收缩力度只能达到 2 s，收缩时间及力度稍弱。于是我们告知患者回家后继续加强练习并记录排尿日记，做好会阴部护理，患者表示理解和配合。但该患者在居家护理期间由于尿垫使用方法不当出现过一次失禁性皮炎。接下来，我们针对本案例进行讨论，请大家踊跃发表自己的观点。首先，我们请主管医生小练为我们解答一下前列腺癌根治术后患者为什么常常会出现尿失禁。

主管医生小练：男性控尿功能的维持主要与膀胱功能和尿道括约肌系统有关，而在手术时近端尿道括约肌包括膀胱颈、尿道内括约肌、前列腺、后尿道和精阜将会在术中被整体移除。因此，术中保留有尿控功能的解剖结构，重建与尿控相关的组织结构，成为术后患者维持控尿的主要因素。一般膜部尿道长度超过 20 mm，意味着术后尿道括约肌保留更多，术后控尿效果恢复更好。但这名患者膜部尿道只有 17.68 mm，意味着其术后尿道括约肌偏少，这也是其术后出现尿失禁的主要原因。另外，高龄患者的盆底结构松弛，而这名患者 72 岁，平时几乎不运动，所以其术后盆底功能训练效果也会相对较差。虽然术后早期前列腺术后尿失禁（PPI）十分常见，程度也不同，然而随着时间的延长，术后 1 年左右恢复控尿的患者可以达到 90% 以上。[9]

护士长：谢谢小练医生为我们解答患者行前列腺癌根治术后容易发生尿失禁的原因。那我们又怎么评估患者是否存在尿失禁及尿失禁严重程度呢？

泌尿专科护士小彭：传统诊断尿失禁的方法主要为尿流动力学和尿垫试验，根据检查结果明确尿失禁的诊断以及严重程度。但患者对尿失禁严重程度的主观感受往往和临床检查的结果存在很大差别，因此，可结合膀胱过度活动症（OAB）症状评分、尿失禁问卷简表（ICI-QSF）、尿失禁生活质量问卷（I-QOL）等以患者主观感受为主导的评估问卷，综合评估患者尿失禁的症状严重程度。我们在患者住院期间进行了 2 次动态尿垫试验。该患者尿垫试验增重 541 g，且 OAB 评分为 7 分，I-QOL 评分为 67 分，ICI-QSF 评分为 21 分，这些数据均反映该患者属于极重度尿失禁。

护士长：患者目前已经进行了 2 个月的盆底肌功能训练。有哪些方法可以帮助患者改善尿失禁呢？请失禁专科护士小范老师为我们讲解一下。

失禁专科护士小范：首先，要根据患者尿失禁严重程度的不同，合理选择最佳的吸水产品及确定最合适的更换频率，如轻度尿失禁可使用纸尿片或护理垫，严重尿失禁可使用成人尿垫或纸尿裤，并酌情增加额外的吸水产品，做好会阴部的皮肤护理。比如这位患者，我们可以建议他在使用成人尿垫的同时再增加一片男性专用尿垫，并配合应用成人洁肤湿巾，保持会阴部干洁。其次，可联合使用夹闭疗法如阴茎夹（图 7-3-22），有效降低更换纸尿片或纸尿裤的频率，同时还能有效锻炼膀胱储尿功能，但需要注意的是，阴茎夹不可夹闭过紧，松紧度要合适，无须排尿的情况下也需要每3～4小时松开一次以保持血液循环（图7-3-23）。夜间也可使用阴茎套导尿管接床边引流袋，提高患者夜间睡眠质量。再次，还需要指导患者坚持盆底肌功能锻炼，加强盆底肌肌肉张力及收缩力，从而提高其对尿道及膀胱的支撑作用，增强控制排尿的能力。最后，再结合药物治疗，如α-肾上腺素受体激动剂等，以达到最佳治疗效果。

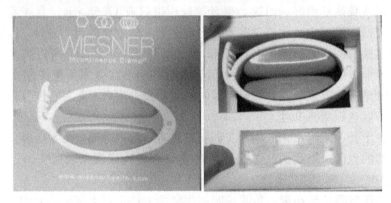

图7-3-22　阴茎夹

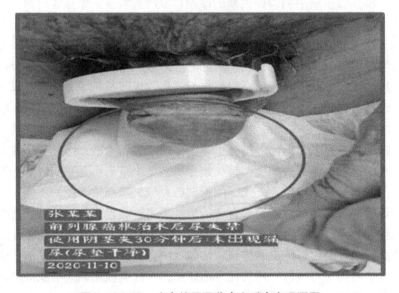

图7-3-23　患者使用阴茎夹之后未出现漏尿

护士长：刚才小范老师非常清晰地给我们讲解了如何帮助患者改善尿失禁的方法。会后，我们会制订一份详细的执行方案，便于患者执行。患者之前有进行盆底肌功能训练，但训练效果不明显，请问盆底肌功能训练的频次、强度等应该如何确定？

护理组长小郑：盆底肌训练在不同体位的训练方式是不同的。①仰卧姿势训练。指导患者缓慢弯曲双膝呈45°，双膝朝内侧肌肉收缩，注意收缩肛门和提起臀部，每次进行5～10 s收缩，放松10 s，重复进行25次为一组。需要注意的是，刚开始训练时，可以缩短收缩时间为2～3 s，控制次数酌情减少，坚持循序渐进的基本原则，避免过度劳累。②坐姿训练。指导患者自然坐在椅子上，微微分开双膝，稍微朝前倾斜上半身，在大腿上放置双手，微微上抬盆底肌，使会阴肌肉收缩，椅子与身体保持一定的距离，保持一定的时间，一般为5～10 s，反复练习，25次为一组。③站姿训练。指导患者微微分开双膝垂直于两边肩膀，对会阴肌肉进行收缩，维持10 s，然后放松，反复训练。我们一般建议患者一日进行3组，以1个月为1个疗程，进行3个疗程之后再次评估。盆底肌训练强度的评估可参考表7-3-1。

表7-3-1 骨盆肌肉的评估-修正牛津量表

分度	强度	描述
0	0	肌肉不能收缩
1/5	极弱	可以即时收缩：<1 s
2/5	弱	弱收缩：手指抬高，持续>1 s，<3 s
3/5	中度	中度收缩：手指举起，能持续至少4 s，重复3次
4/5	好	强度收缩：手指举起，能持续至少7 s，重复4～5次
5/5	强	准确无误地强度收缩，手指举起，能持续至少10 s，重复4～5次

护士长：嗯！患者在执行盆底肌功能训练的频次上没有问题，但是患者在盆底肌收缩的强度上还需要加强。目前患者的盆底肌收缩强度只达到中度收缩，力度还不够，尿道控尿效果差，容易出现尿失禁现象。虽然患者有使用尿垫，也进行盆底肌训练，但这名患者为什么还会出现失禁性皮炎呢？对于失禁性皮炎问题我们应该如何改善呢？

失禁专科护士小范：失禁性皮炎是指长期暴露于尿液和（或）粪便中导致的皮肤炎性反应，临床表现为红疹、红斑、浸渍、糜烂及皮肤破损等症状。患者出现大腿内侧发红伴疼痛，范围约 12 cm×8 cm，属于轻度失禁性皮炎。与患者沟通了解后发现，患者为了节省，将一片尿垫裁剪成 2 份，破坏了尿垫的锁水结构，导致尿垫吸水性不足，并且使用时间过长，尿垫湿透了没有及时更换，同时还使用肥皂清洁会阴部，这些都是导致失禁性皮炎的元凶。针对患者失禁性皮炎的情况，建议患者：①使用吸水性强的尿垫，勿擅自裁剪，且勤洗勤换；②当会阴部皮肤有尿液渗湿时及时温水进行清洁，避免使用碱性液进行清洁，并注意保持皮肤干燥，均匀涂抹上康乐保护肤粉覆盖整个皮炎创面并超出边缘约 2 cm，保持 15 s 后擦去，在距离患部 10～15 cm 处喷洒 3M 皮肤保护膜，重复横扫式动作喷洒 3 层，一日 3 次，可以有效保持皮肤干爽，避免尿液对皮肤的伤害。

护士长：除了这些尿失禁护理的用具和锻炼外，我们还要哪些出院宣教内容呢？

主管护师小吴：应指导患者调整生活和行为方式，做好食物和水摄入的管理。纠正患者的错误观念，告知患者水分可以稀释尿液同时刺激排尿反应，不能因为害怕尿失禁而不饮水，这样不利于身体的恢复。指导患者定时定量正常饮水，日饮水量保持在 2000～2500 mL，观察排尿规律，逐渐训练饮水后定时如厕排尿，强化排尿反射建立，并记录好排尿日记和尿垫使用量。同时，睡前 3 小时避免饮水，减少咖啡因的摄入，自我观察对酸味和辛辣食物的反应，避免引起膀胱刺激。饮食上要以清淡的、容易消化的、富含营养的食物为主，避免食用辛辣、刺激、冰冷的食物，坚持少食多餐的基本原则，定时定量进食，多食用一些新鲜的蔬菜和水果，保持大便通畅，避免增加腹压。

【总结】

护士长：腔镜下前列腺癌根治术后对患者生活质量产生影响的主要并发症为尿失禁。故在术后尽快恢复患者控尿功能极为重要。盆底肌锻炼可改变患者盆底神经，提高盆底肌肉张力及收缩力，对膀胱及尿道起结构支持作用，提高尿道括约肌张力，使尿道阻力增大，帮助患者恢复控尿能力。此外，尿失禁是我们常说的"社交癌"，容易给患者造成负面的情绪和负担。我们要结合今天的病例讨论要点制订个体化护理计划及护理措施，据此进行相关的失禁性护理，以减轻患者的尿失禁症状，还要对患者进行心理疏导，缓解或消除其因尿失禁而产生的负面心理，避免负面心理影响其生活质量，帮助患者树立治愈信心，促使患者积极主动配合治疗，从而加快其控尿功能恢复（见图7-3-24）。

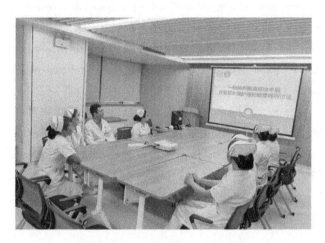

图7-3-24　疑难病历讨论

参考文献

[1] Siegel R L, Miller K D, Jemal A. Cancer statistics 2019 [J]. CA Cancer J Clin, 2019, 69 (1)：7-34.

[2] Ficarra V, Novara G, Rosen R C, et al. Systematicreview andmeta-analysis of studies reporting urinary continence recovery after robot-assistedradical prostatectomy [J]. Eur Urol, 2012, 62 (3)：405-417.

[3] Boorjian S A, Eastham J A, Graefen M, et al. A critical analysis of the long term impact of radical prostatecto my on cancern control and function outcomes [J]. Eur Urol, 2012, 61 (4)：664-675.

[4] Stanford J L, Feng Z, Hamilton A S, et al. Urinary and-sexual function after radical prostatectomy for clinically localized prostate cancer：the prostate cancer outcomes study [J]. JAMA, 2000, 283 (3)：354-360.

[5] Wenter V, Herlemann A, Fendler WP, et al. Radium-223 for primary

bone metastases in patients with hormone-sensitive prostate cancer after radical prostatectomy [J]. Oncotarget, 2017, 8 (27): 44131-44140.

[6] Kretschmer A, Hübner W, Sandhu J S, et al. Evaluation and management of postprostatectomy incontinence: a systematic review of current literature [J]. Eur Urol Focus, 2016, 2 (3): 245-259.

[7] Gray M, Beeckman D, Bliss D Z, et al. Incontinence-associated dermatitis: a comprehensive review and update [J]. Journal of Wound Ostomy Continence Nursing, 2012, 39 (1): 61-74.

[8] 贾静, 徐晶晶, 仇晓溪. 住院患者失禁性皮炎患病率和预防现状的调查研究 [J]. 中国护理管理, 2014, 14 (11): 1207-1210.

[9] 朱晖, 邓康俐. 前列腺癌根治术后尿失禁的治疗现状和展望 [J]. 肿瘤防治研究, 2020, 47 (10): 727-733.

(刘敏)